Inhalt

Warum dieses Buch?

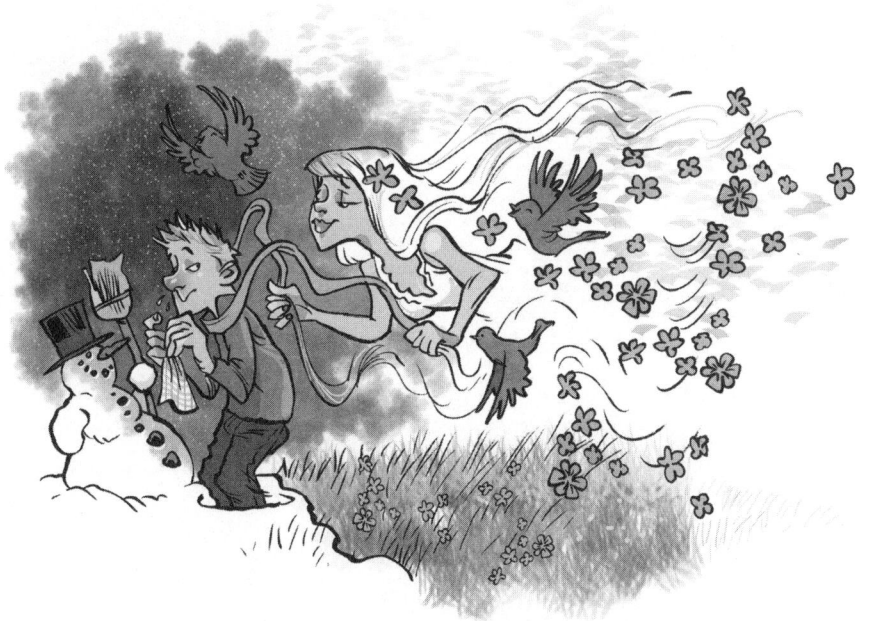

Es ist der erste milde Tag heuer. Im beinahe schon ungewohnt gewordenen Sonnenlicht zeigen die Bäume ihr zartes, neues Grün. Aus der Erde schieben sich vorsichtig Krokusse und Gänseblümchen. Die Betreiber der Straßencafés räumen eilig ihre Terrassenmöbel ins Freie. Die ganze Stadt scheint unterwegs zu sein, um nach dem kalten Grau der vergangenen Monate ein bisschen UV-Strahlung abzubekommen. Und ich sitze in meiner Wohnung und weiß: Jetzt geht die ganze Scheiße wieder los!

Ich bin Allergiker. Aber ich will kein Mitleid! Denn eine Allergie ist echt nichts Besonderes: Mein Schicksal teilen über 30 Millionen andere Menschen alleine in Deutschland. Das sind sieben Millionen mehr, als die katholische Kirche Mitglieder hat. Und immer noch fünf Millionen mehr, als es Rentner gibt. Nach den Erwerbstätigen stellen wir, zumindest statistisch gesehen, hierzulande die stärkste demografische Gruppe! Gemessen an den Ergebnissen der letzten Bundestagswahlen könnten wir also problemlos die Macht übernehmen, wenn sich alle Heuschnupfengeplagten, Stauballergiker und chronischen Asthmatiker in einer Partei zusammentäten. Dann könnten wir zum Beispiel endlich dafür sorgen, dass Birken flächendeckend gefällt und Grasflächen bebaut werden. Und wir könnten durchsetzen, die Haustierhaltung ebenso unter Strafe zu stellen wie das Inverkehrbringen von Beifuß und anderem Teufelszeug.

Trotz unserer quantitativen Wucht habe ich allerdings den Eindruck, dass uns keiner so richtig ernst nimmt. Gut, seit ein paar Jahren muss auf den Packungen von Lebensmitteln irgendwo unten draufstehen, wenn sie zum Beispiel „Spuren von Haselnüssen" enthalten – wobei man sich unabhängig davon durchaus fragen kann, was „Spuren von Haselnüssen" in einer Tomatencremesuppe oder eine Tube Senf verloren haben. Gleichwohl gibt es weit und breit keine allergikerfreundlichen Bäckereien oder Bahn-Abteile, und die entsprechenden zwei oder drei Zimmer, die in manchen Hotels für uns notgedrungen ausgewiesen werden, mögen vielleicht statt des üblichen Wollteppichs einen zerkratzten Parkettboden haben. Dafür liegen sie unter Garantie entweder direkt am Aufzugsschacht oder haben statt eines Meerblicks direkten Zugang zum Hinterhof.

Es ist absolut ungerecht, dass es inzwischen in jedem Dorfsupermarkt ein halbes Dutzend Regalmeter voll mit glutenfreien Lebensmitteln gibt, obwohl gerade einmal zwei bis vier Prozent der Bevölkerung Gluten nicht vertragen, was auch immer das überhaupt sein soll. Und bei uns um die Ecke hat neulich bereits das zweite rein vegane Restaurant aufgemacht, für das ein alt eingesessenes griechisches Lokal weichen musste, in dem man mehr als 40 Jahre lang für kleines Geld bergeweise saftig gegrilltes Schweinefleisch auf den Teller bekommen hat! Offenbar ist es eben weitaus schicker, keine Gluten essen zu können und sich tierischen Produkten zu verweigern als auf Kümmel, Muskatnuss oder Apfelsinen zu reagieren.

Dabei gibt es so viele Facetten unserer schönen, kleinen Krankheit! Laut einer aktuellen Erhebung der Deutschen Dermatologischen

Gesellschaft reagieren 43 Prozent der Allergiker auf Pollen, 20 Prozent auf Hausstaubmilben, 20 Prozent auf Nahrungsmittel, 18 Prozent auf Tierhaare, 15 Prozent auf Metalle, Duftstoffe und Chemikalien, 14 Prozent auf Medikamente, neun Prozent auf Bienen- oder Wespenstiche sowie fünf Prozent auf UV-Licht. Wenn die Mathematiker unter Ihnen jetzt einwenden, dass diese Zahlen doch weit über 100 Prozent ergeben, dann haben sie recht: Die meisten Allergie-Patienten geben sich nämlich nicht mit nur einer läppischen Unverträglichkeit zufrieden! Über Birken, Gräser, Pferde und Nüsse hinaus wehrt sich beispielsweise mein persönliches Immunsystem seit vielen Jahren auch tapfer gegen Blumen aller Art, die meisten Sorten Obst, Penicillin sowie einige andere Errungenschaften der Pharmaforschung. Dazu kommen erfrischend unvermittelt auftretende Unverträglichkeiten gegen mir bis dato unbekannte Zusatzstoffe in Lebensmitteln oder eine Menge Gewürze, welche die Funktion meiner Bronchien von einer Sekunde auf die andere ziemlich aus dem Takt bringen können. Wahrscheinlich vertrage ich auch viele andere Dinge nicht, von denen ich noch gar nichts weiß.

Irgendwann werde ich diese glücklicherweise aber noch herausfinden: Denn wenn ich etwas berühre oder einatme und meine Augen innerhalb weniger Sekunden monsunartig zu tränen beginnen, mein Gesicht auf die Größe eine Wassermelone anschwillt und meine Atemwege rasseln wie eine hyperaktive Klapperschlangenfamilie bei der gemeinsamen Beutesuche, dann darf ich mir sicher sein: Auch von diesem Zeug solltest Du künftig lieber die Finger lassen! Neulich erst hat mich der Genuss einer handelsüblichen Flugmango fast umgebracht. Und das, obwohl ich die letzten zwanzig Jahre problemlos Mangos in jedweder Verarbeitungsform essen konnte. Schade – wieder ein Lebensmittel weniger. Langsam wird's echt eng.

Ja, es ist echt nervig, weite Teile der warmen Jahreszeit in einem pollensicheren Raum zu verbringen, Vitamine und Ballaststoffe allenfalls

in Tablettenform zu sich nehmen zu können, Urlaube nach dem Früh-
blüherkalender zu planen oder hübschen Frauen mit einer Vorliebe
für Hauskatzen niemals zu nahe kommen zu dürfen. Andererseits
muss ich fairerweise auch sagen, dass meine zahlreichen Labilitäten
immer noch besser sind als wirklich schlimme Krankheiten wie Krebs,
Multiple Sklerose, Parkinson oder etwas Ähnliches. Was würde etwa
ein Mukopolysaccharidose-Patient wohl für eine kleine Hausstaubmil-
ben-Allergie geben! Also trage ich mein persönliches Päckchen mit
Fassung – und versuche einfach, darüber zu lachen.

Zumal ich es selbst im Vergleich zu manchem Leidensgenossen eigentlich noch gut erwischt habe: Es gibt mittlerweile Hyperempfind-
lichkeiten gegen ein paar Tausend verschiedene Umweltstoffe. Blöd
gelaufen ist es für die Betroffenen etwa, wenn die Haut gegen den
geringsten Sonnenstrahl rebelliert oder der Allergologe des Vertrauens eine Aguagene Urtikaria diagnostiziert, was gleichbedeutend ist
mit einer chronischen Wasserunverträglichkeit. Es wurden auch
schon Allergien gegen Kälte, Gummi, den eigenen Schweiß und – allen Ernstes – gegen Geldscheine nachgewiesen! All das ist wirklich
übel, und zwar nicht nur, wenn man Polarforscher, Taucher, Leis-
tungssportler oder wenigstens Supermarktkassiererin werden möchte.

Sicher hat sich jeder Allergiker schon tausend Mal gefragt, warum
der eigene Körper so bescheuert ist und auf die vollkommen harmlosen Antigene reagiert als würde er von einer Armee aggressiver Killer-
viren angegriffen. Nun – eine allein gültige Antwort auf diese Frage
gibt es nicht. Wenn es sie gäbe, wäre derjenige, der sie gefunden hätte, wahrscheinlich Medizinnobelpreisträger. Dafür stünden unzählige
Ärzte, Tausende Apotheker und ganze Pharmakonzerne vor der Pleite.
Schon aus diesem Grund können wir getrost davon ausgehen, dass die
Lösung all unserer Probleme noch etwas auf sich warten lässt. Dafür
lässt sich mit dem Thema einfach zu viel Kohle verdienen. Ich zum
Beispiel habe zusammen mit meiner bemitleidenswerten Krankenkasse bestimmt schon zwei Planstellen bei diversen Antihistamin-

Herstellern finanziert. Und bisher hat sich auch noch jeder meiner Hautärzte für meine jahrelange Treue bedankt.

Dieses Buch also soll all denen Mut machen, für die eine mehrmonatige Leidenszeit beginnt, während andere die Picknickdecke aus der Truhe holen und sich fröhlich auf die nächste Liegewiese knallen. Es soll diejenigen zum Lachen bringen, die ihre Hoffnung in aufwendige Desensibilisierungen, eklige Eigenblutbehandlungen, nervige Akupunktursitzungen und weitere, nicht von der Kasse anerkannte Therapieverfahren gesetzt haben und dennoch stets von März bis September zwei Klinikpackungen Taschentücher und einen halben Liter Augentropfen aufbrauchen. Und es soll aufzeigen, dass das Leben auch ohne Südfrüchte, Kleintiere oder Laubbäume lebenswert sein kann. Ganz ehrlich: Kiwis schmecken eh beschissen, Kaninchen machen nur Dreck – und wer braucht heute schon einen eigenen Garten?

Kapitel 1

Für eine Allergie ist es nie zu spät

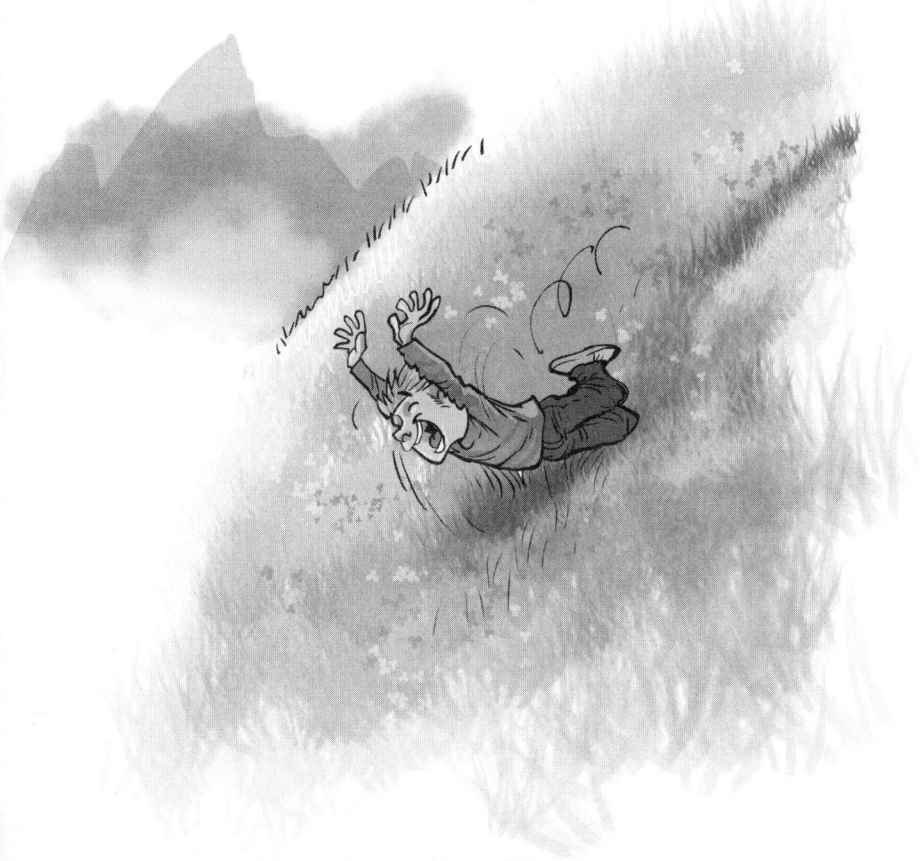

*E*s gibt zweifelsohne eine ganze Menge schlimmer Dinge, an denen wir Menschen schon von Geburt an leiden und somit nichts dagegen unternehmen können: Mukoviszidose etwa, eine garstige Stoffwechselstörung, die entsteht, weil beim siebten Chromosomenpaar etwas nicht so zusammenpasst, wie es eigentlich sollte. Oder das Retinoblastom, ein bösartiger Tumor in der Netzhaut des Auges, ursächlich angesiedelt auf Chromosom 13. Erstaunlicherweise vorwiegend im US-Bundesstaat Pennsylvania tritt die sogenannte Ahornsirupkrankheit auf. Hier liegt der Fehler auf Chromosom 6 und führt dazu, dass die betroffenen Säuglinge die Aufnahme der Nahrung verweigern. Neben diesen drei furchtbaren Erbkrankheiten sind heutzutage noch weit über hundert teilweise recht bizarre andere Gen-Defekte bekannt. Der menschliche Organismus ist eben eine wahnsinnig komplizierte Angelegenheit. Da kann selbst der Natur schon mal hier und dort ein kleiner Konstruktionsfehler unterlaufen. Das ist zwar für die Betroffenen und ihre Angehörigen fatal. Es lässt sich aber leider kaum vermeiden: Wo gehobelt wird, da fallen eben Späne.

An vielen anderen Gebrechen wiederum sind wir schlichtweg selber schuld: Wer über fünfzig Jahre hinweg jeden Tag genüsslich eine Schachtel Kippen inhaliert, braucht sich nicht zu wundern, wenn er irgendwann Lungenkrebs bekommt. Die gute, alte Diabetes vom Typ II entsteht allzu oft eben dann, wenn man sich tagaus, tagein nur vom Fernseher bis zum Auto bewegt und dazu seine Finger nicht von Schokolade, Pralinen und Schwarzwälder Kirschtorten lassen kann. Und dass Fettleber, Darm- und Bauchspeicheldrüsenkrebs sowie etliche Herzerkrankungen in den allermeisten Fällen halt daher kommen, weil die Leidtragenden viel zu viel gesoffen haben, kann jeder Landarzt bestätigen. Man kann sich also mit dem entsprechenden Lebenswandel auch ganz ohne Gen-Defekt problemlos vom kerngesunden Menschen zum todkranken Wrack downgraden.

Bei den Allergien liegt die Wahrheit jedoch irgendwo in der Mitte. Ein Teil der Ursachen mag den meisten Experten zufolge auch hier in den Genen liegen. Ein anderer Teil jedoch scheint einem einfach zuzufliegen, ohne dass man letztlich exakt weiß, warum. Viele Fachärzte machen ständigen Stress als eine der Ursachen aus oder ein fehlerhaftes Abstillen. Die Umweltverschmutzung mag ihren Teil dazu beitragen, dass es in jedem Jahr ein paar Hunderttausend Neuerkrankungen gibt und vielleicht auch unsere übertriebene Reinlichkeit. Manchmal aber trifft keiner der bekannten Auslöser zu – und ein Bäcker, der sein Berufsleben lang tonnenweise Mehl verarbeitet hat, kann von einem Tag auf den anderen zum Zöliakie-Patient werden. Oder ein leidenschaftlicher Naturbursche mit einem Dutzend Wandernadeln am Spazierstock ein schniefender Heuschnupfenpatient mit chronischer Bronchitis und Kuraufenthalten ausschließlich noch auf Helgoland.

Die gute Nachricht ist: Eine Allergie kann einfach verschwinden! Medizinisch heißt das Ganze „spontane Toleranzinduktion". Zwar ist die ein veritables Wunder. Doch es soll wirklich ab und an Leute geben, die plötzlich aufwachen und befreit aufatmen können, obwohl unter ihrem Schlafzimmerfenster im Nachbarsgarten der weiße Flieder wieder blüht, der sie bis dato noch jeden bisherigen Sommer gequält hat. Vor allem bei Kindern ist diese erstaunliche Selbstheilung möglich: Rund 15 Prozent der Betroffenen, so schätzen Mediziner, sind vor dem Erreichen der Pubertät ihre Pein wieder los.

Die schlechte Nachricht aber lautet: Eine Allergie kann auch einfach so auftauchen – und das gerne noch im hohen Alter! Wer also meint, dass er durch die Entbehrungen der Nachkriegszeit oder die eiskalten Winter von früher physisch beinahe bis zur Unbesiegbarkeit gestählt wurde und daher stets ein wenig abschätzig auf die Wohlstandsmimosen von heute schaut, die nur mit Nasenspray und Augentropfen bewaffnet in den Biergarten gehen, der sollte sich nicht zu früh freuen: Das Risiko, im Seniorenalter an einer Allergie zu erkranken, liegt neuesten Studien zufolge bei 20 Prozent. Jeder fünfte Rentner kriegt also irgendwann einmal ebenfalls eine unerwartete Unverträglichkeit. Es kann also wirklich jeden treffen. Jederzeit.

In meinem Fall konnte ich auf knapp sieben gesundheitlich vollkommen unbeschwerte Jahre zurückblicken, bis mich die Allergiekeule mit voller Wucht traf: Meine Eltern und ich machten Urlaub in Südtirol, wie jeden Spätsommer. Auch im Frühjahr machten wir bereits Urlaub dort, und auf dem Rückweg holten wir meine Oma ab, die in Bad Gastein eine Kur absolvierte. So war es, seit ich denken konnte, und bislang konnte ich mich darüber nicht beschweren. Die Hotels, die mein Vater aussuchte, waren wirklich gut. Und die Orte, in denen die Hotels lagen, gefielen mir in aller Regel auch. Ich meine – ich sollte wie gesagt in Kürze sieben Jahre alt werden. Insofern war es vor allem wichtig, dass die Unterkünfte ein kleines Schwimmbad hatten, ob innen oder außen, und dass in den Dörfern ein paar anständige

Spielplätze mit einer Rutschbahn und im Idealfall einem Klettergerüst zu finden waren. Ich hatte da keine großen Ansprüche.

Was mir aber wirklich wichtig war, das war die Gegend um die Orte mit den Hotels herum! Ich wusste nicht genau, warum das so war, aber ich musste ständig draußen sein. Ich bin in der Stadt aufgewachsen, aber in einem Viertel ganz nahe am Waldrand. Meine Freunde und ich konnten mit dem Rad innerhalb von fünf Minuten von unserer Straße aus zu den Feldern fahren und von den Feldern in nochmals fünf Minuten mitten in den Wald. Niemals, außer vielleicht wenn es draußen zweistellige Minusgrade hatte oder wie aus Eimern goss, verbrachten wir unsere Kindertage in irgendeinem Kinderzimmer. Viel lieber zogen wir unsere Gummistiefel an und machten uns auf den Weg ins Freie. Auf den Feldern spielten wir Verstecken, bauten Labyrinthe aus Stroh oder fingen Kröten ein. Im Wald kletterten wir wie die Affen, konstruierten Häuser aus Ästen und Blättern und sammelten Tannenzapfen. Das konnte manchmal drei, vier oder auch sechs Stunden dauern, ohne dass uns langweilig wurde oder wir Hunger und Durst bekamen. Wir bemerkten erst, wie spät es geworden war, wenn es langsam dämmerte. Erst dann lockte das Vorabendprogramm. Es gab in meiner Kindheit nicht viel anderes als die Natur und ein paar Zeichentrickserien.

Gut – ich musste zugeben, dass ich häufig erkältet war. Genauer gesagt konnte ich mich an keine einzige Woche in den letzten Jahren erinnern, in der mir mal nicht die Nase lief. Aber weil mein Vater bei einem großen Taschentuchproduzenten arbeitete, hatten wir diesbezüglich immer kartonweise Abhilfe im Haus, und so fiel die ganze Schnieferei nicht weiter auf! Eigentlich arbeitete er in der Verwaltung einer riesigen Firma, die als einen ihrer vielen Geschäftszweige Fabriken für Papierzeugs wie Taschentücher oder Küchenrollen besaß. Das war zwar aus Kindersicht etwas weniger aufregend als die Berufe der Väter meiner Freunde, die entweder Fernseher konstruierten oder ganze Häuser bauten. Aber es war praktisch, denn es sparte meinen Eltern eine ganze Menge Geld: Während man logischerweise nicht jeden Tag einen Fernseher oder gar ein Haus kaufen konnte, brauchte ich das Zeug, das mein Papa günstig mit nach Hause brachte, wirklich sehr, sehr oft.

Meine Mutter sowie mein Kinderarzt Dr. Hofmeister waren sich sicher: Wenn sich jemand pausenlos im Freien aufhielt wie ich, war ab und an ein kleiner Schnupfen nichts Dramatisches. „Was Dich nicht umbringt, macht Dich nur härter", pflegte auch mein Onkel immer zu sagen. Und der musste es wissen, denn er hatte nur noch einen halben Magen. Dafür lebte er recht gut. Ein Schnupfen brachte mich da ganz bestimmt nicht um!

In jenem Südtirol-Urlaub, es mag vielleicht unser zehnter oder elfter gewesen sein, machte ich mir allerdings ein bisschen Sorgen, wie das alles wohl werden würde, wenn ich bald in die Schule käme. Man hörte da ja allerhand unschöne Dinge, vor allem, was die Zeit betraf, die man für diese Einrichtung aufwenden musste. Also beschloss ich, mich die letzten Sommertage vor dem unvermeidlichen Ernst des Lebens sicherheitshalber noch länger als ohnehin schon auf den weitläufigen Almen und den satten Wiesen aufzuhalten, die unterhalb der Berge lagen, wo meine Eltern und ich dieses Mal die letzten beiden Augustwochen verbrachten. Wahrscheinlich verschwamm so etwas in der Erinnerung immer etwas. Aber ich hätte schwören können, dass es in den vielen Jahren, die wir nun schon dorthin fuhren, keinen einzigen Tag auch nur einen Tropfen geregnet hatte.

Hinter unserem Hotel befand sich eine riesige Liegewiese, auf die wir uns legten, wenn wir im Freibad des Hauses schwimmen gingen und nicht gerade Tischtennis spielten, denn es gab hier im Hotel gleich zwei fest installierte Tischtennisplatten. Am Ende der Liegewiese ging es einen sanften Hügel hinauf, auf dem oben ein alter Heuschober aus mächtigen, fast schwarzen Holzbalken stand. Darin lagerte ein ortsansässiger Bauer seine Heuballen. Der Spätsommer war natürlich auch in Südtirol Erntezeit. Ich hatte mich mit ein paar anderen Touristen-Kindern angefreundet. Mit den einheimischen Kindern, die rund um das Hotel wohnten, klappte die Verständigung nicht besonders gut. Sie nuschelten mehr, als sie sprachen, und sie nannten mich einen Schwigel. Ich hatte keine Ahnung, was das bedeutete. Aber ich bildete mir irgendwie ein, dass sie uns Deutsche nicht besonders gut leiden konnten. Besonders gut verstand ich mich dagegen mit Christopher, dessen Familie am selben Tag wie wir angekommen war.

Eine unserer liebsten Beschäftigungen außer Tischtennisspielen war es, den Hügel hinter der Liegewiese hinaufzuklettern und den Heuschober zu entdecken. Christopher und ich konnten uns stundenlang in dem alten Gebäude aufhalten, indem wir uns in allen Winkeln versteckten, durch die kleinen Astlöcher in der Seitenwand hinunter auf die Liegewiese spähten oder die Leiter hinaufstiegen, die zu einer Art Zwischenboden reichte. Dort lagerten ein paar Gerätschaften wie verrostete Sicheln und zerlegte Holzfässer. Es knarzte, wo man auch hintrat. Das Beste an dem Schuppen aber war sein phänomenales Aroma: Es bestand aus einer Geruchsmischung aus altem Holz, frischem Gras und trockenem Heu. Ich überlegte mir allen Ernstes, ob es möglich war, diese Luft portionsweise in Tüten abzupacken. Zuhause in der Stadt konnte man damit bestimmt vielen Menschen eine Freude machen. Und wenn ich mir damit ein paar Mark dazuverdiente, wäre endlich das Zelt drin, das ich mir so sehr wünschte, um im Garten übernachten zu können. Darüber musste ich unbedingt mal mit meinen Eltern sprechen.

Als wir dieses Mal die Hütte betraten, roch es noch intensiver als sonst. Ein paar Zentner Heu mussten eben erst frisch hineingebracht worden sein. Während Christopher sich rücklings auf einen Ballen fallen ließ, strich ich über die Halme, die sich mir entgegenstreckten. Ich sog die Luft so tief ein, wie ich konnte. Als ich wieder ausatmen wollte, war mir, als würde gerade eine Fliege oder ein kleiner Käfer in meine Nase krabbeln.

„Haaaatschi!"

Mein Kopf fühlte sich plötzlich an, als hätte mir jemand eine Tüte Niespulver direkt ins Gehirn geschossen. Ich musste niesen wie noch nie in meinem Leben. Das konnte keine Fliege sein. Das war bestimmt etwas Größeres!

„Haaaaatschi!"

Nach ein paar Mal Niesen tat es schon richtiggehend weh. Aus meiner Nase lief der Rotz. Und wenn es nun doch kein Insekt war? Hatte ich mich am Ende beim Schwimmen erkältet? Ich wunderte mich, denn ich war bis auf eine seltsamerweise oft verstopfte Nase fast niemals krank, nicht einmal im tiefsten Winter. Das lag einzig und allein daran, weil ich mich so oft an der frischen Luft aufhielt, behauptete zumindest meine Mutter. Und weil Mütter, wie man wusste, so gut wie immer recht haben, gab es für mich keinen vernünftigen Grund, an dieser Behauptung zu zweifeln! Auch daher mochte ich das Gefühl, öfter als ein, zwei Mal niesen zu müssen, ganz und gar nicht – ich kannte es schlichtweg kaum. Ich hatte sogar etwas Angst davor, seit mir einer meiner Freunde zuhause mal erzählt hatte, dass einem kleinen Buben beide Augen aus dem Kopf gefallen waren, als er nicht mehr damit aufhören konnte. Angeblich war der Junge sogar daran gestorben. Das musste ja nun wirklich nicht sein!

„Hatschi! Haaatschi! Haaaatschi!"

Auch ich konnte gerade einfach nicht mehr aufhören. Ich wusste nicht, ob mir das bei meinem gefährlichen Niesanfall umgehend helfen würde, aber ich musste schleunigst wieder hinaus in die Sonne gehen, bevor mir auch noch die Augen herausfielen. Wahrscheinlich hatte ich tatsächlich etwas in die Nase bekommen, was dort nicht hineingehörte, was auch immer es sein würde. Draußen würde das Tier sicher besser herausfinden.

„Was'n los?", rief Christopher, der sich mittlerweile aus dem Stroh ein Lager gebaut hatte.

„Muffdauerndniefen", rief ich. „Fffgehwiederrauf."

„Hab' ich schon gehört, Mann. Aber ich komm' mit", sagte Christopher und ließ sich von mir hochziehen.

Als wir beide wieder vor dem Heuschober standen, hörte das Niesen tatsächlich schlagartig auf, ohne dass ich bemerkte, dass etwas herausflog oder -krabbelte. Dafür tropfte meine Nase nun wie ein kaputter Wasserhahn. Das konnte nur daran liegen, dass das unverschämte Insekt hinausgespült werden musste – ganz ähnlich, wie ich es schon ein paar Mal erlebt hatte, als mir beim Radfahren eine Mücke in ein Auge geflogen war.

Als ich noch stolz darüber nachdachte, wie bewundernswert schnell auch meine vielen Schürfwunden immer verheilten, wenn ich mir das Knie oder den Ellenbogen irgendwo aufgeschlagen hatte, stellte ich fest, dass auf einmal mein Gaumen juckte. Auch dieses unangenehme Gefühl kannte ich so nicht. Am Ende war mir das Drecksviech über die Nase in den Mund gekrabbelt und hatte mich gestochen. Ich sollte besser dringend einen Schluck Wasser trinken. Oder noch besser: ein Glas kalte Limonade. Dann würde sich das alles schon wieder beruhigen. Es half alles nichts: Wir mussten erstmal zum Hotel zurück.

„Laffunfwiederfurück", schniefte ich. „Iffmuffwaftrinken!"

„Kein Problem", rief Christopher und legte sich am Abhang in Position. „Rollerfässchen! Machst Du mit?"

Dieses lustige Spiel hatte er mir vor wenigen Tagen beigebracht. Es funktionierte so, dass man sich genau dort, wo der Weg, der zu dem Heuschober führte, in den Hang überging, kerzengerade und mit ausgestreckten Armen und Beinen hinlegen musste, um sich dann den Hügel hinunterrollen zu lassen. Dabei drehte man sich ungefähr dreißig, vierzig Mal um die eigene Achse, bis man unten auf der

Liegewiese ankam. Die Sache war ein Heidenspaß, auch wenn mir jedes Mal danach mindestens fünf Minuten lang speiübel war.

„Wiedumeinft", sagte ich und legte mich ein paar Meter von Christopher entfernt auf den Grasboden. Ich konnte zwar nicht mehr richtig sehen, weil meine Augen seltsamerweise innerhalb kürzester Zeit beachtlich zuschwollen, aber Hauptsache, ich würde schnell etwas zu trinken bekommen. Dann rollten wir beide los.

Als ich unten ankam, konnte ich nicht sofort aufstehen, weil mir noch zu schwindelig war. Ich fand es etwas gruselig, dass sich der Himmel über mir derart schnell drehte und sich auch sonst alles um mich herum bewegte, was ich durch die beiden Sehschlitze in meinem Gesicht erkennen konnte: das blecherne Hinweisschild mit der Aufschrift „Zum Hotel 150 Meter", der kleine Abfallkorb, der am Rand der Liegewiese stand und sogar die Kühe, die weiter oben am Berg grasten. Andererseits war diese vorübergehende Benommenheit nicht unangenehm, bis auf die Übelkeit vielleicht. Ich stellte mir in jenen Momenten immer vor, dass ich mich auf einem riesigen Karussell befand, was für einen Siebenjährigen ein lustiger Gedanke war. Als das Schild dieses Mal zum dritten oder vierten Mal an mir vorbeifuhr, verfestigte sich allerdings mein Eindruck, auf einmal nicht mehr richtig atmen zu können. Das wiederum fühlte sich nicht so toll an, denn sehen und schlucken ging ja ebenfalls gerade nicht richtig gut.

„Noch mal?", rief Christopher, der sich schon wieder aufgerappelt hatte und lachte, während er unsicheren Schrittes fort torkelte.

„Kchchch", sagte ich, und jetzt bemerkte ich, dass ich wirklich nicht mehr allzu viel Luft bekam. Meine Nase war komplett dicht, der Gaumen juckte nach wie vor wie verrückt, aus der Nase rann der Schleim in Mengen, von denen ich nicht ansatzweise wusste, dass sie ein Körper in so kurzer Zeit produzieren konnte. Oder hatte ich den Mist irgendwo eingelagert? Wie auch immer: Irgendwie kamen aus meiner Brust auch noch komische Geräusche.

„Was'n jetzt? Komm endlich", schrie der schwankende Christopher, der sich schon wieder auf halbem Weg nach oben befand.

„Ch krg kn Lft mhr", röchelte ich und bekam langsam, aber sicher etwas Angst. Christopher konnte mich nicht verstehen, aber immerhin machte er sich leicht missmutig auf den Weg zurück an die Stelle, an der ich gerade zu erblinden und ersticken drohte. Als er vor mir stand, blickte er mich entsetzt an.

„Verflixt, was ist denn mit Dir los?!", brüllte er mit aufgerissenen Augen und rannte sofort wieder von mir weg, diesmal allerdings in Richtung Gebäude. Ich fand es nicht besonders nett, mich einfach hier liegen zu lassen, noch dazu in einer solch misslichen Lage. Aber mit einem Ohr hörte ich, wie er laut um Hilfe rief und sich seine Stimme dabei regelrecht überschlug. Jetzt wich meine leichte Angst einer nackten Panik! Vielleicht hatte sich beim Herunterrollen etwas Spitzes in meinen Hals gebohrt, eine Heugabel etwa oder ein Ast. Oder mein Kopf war aufgeplatzt, und das Gehirn lief heraus. Dann verlor ich das Bewusstsein.

„Um Himmels willen", schrie meine Mutter, als ich wieder zu mir kam.

„Der ist ja ganz blau", schrie mein Vater.

„Sag ich doch", schrie Christopher.

„Lassen sie mich durch, ich bin Arzt", sagte jemand, den ich noch nie zuvor gehört hatte. Sehen konnte ich ihn ja nicht mehr.

„Ich vermute, er hat irgendwas verschluckt", sagte der Mann, der offenbar eine nasse Badehose trug oder nasse Haare hatte oder beides. Jedenfalls tropfte er mich total voll, während er mit seiner flachen Hand gegen meine Backe schlug.

„Kchchc", sagte ich, aber er verstand mich offenbar ebenso wenig wie die anderen Anwesenden.

„Was ist mit Dir?", brüllte meine Mutter.

„Sag doch was!", brüllte Christopher.

„Was hast Du angestellt?", brüllte mein Vater.

Der geheimnisvolle Mann zog derweil mit einer Hand an meiner Nase und mit der anderen an meinem Kinn. Offenbar versuchte er, mit bloßem Auge in meinen Mund hineinzusehen. Was sollte der denn da erkennen?

„Im Rachen ist anscheinend nichts! Wenn, dann sitzt das womöglich tiefer. Wir müssen vielleicht einen Luftröhrenschnitt machen. Ich hol' schnell meinen Koffer aus dem Zimmer, da ist alles drin, was wir brauchen."

Kurios, dachte ich: ein Arzt in einer Badehose, der auch noch seine Praxissachen in den Koffer gepackt hatte. Manche Leute konnten aber auch nie abschalten. So wie mein Vater, der auch immer irgendwelche Unterlagen aus dem Büro mit in den Urlaub nahm. Ich verstand nie, was er eigentlich genau machte. Sicher war nur, dass er in der Verwaltung eines bekannten Papiertaschentuchherstellers arbeitete.

Die Sache mit dem Luftröhrenschnitt hörte sich indes ganz und gar nicht gut an. Ich hatte natürlich keinen blassen Schimmer, was das war, mich aber neulich mit einem Brotmesser in den kleinen Finger geschnitten. Das wiederum hatte ganze vier Tage lang höllisch wehgetan, trotz eines dicken Pflasters, das mir meine Mutter professionell über die Kuppe klebte. So etwas würde sicher an der Luftröhre nicht angenehmer werden. Und das war äußerst ärgerlich, so kurz vor dem Ferienende. Allerdings machte mir meine missliche Lage mehr und mehr zu schaffen. Ich dämmerte immer wieder weg, und als ich wieder zu mir kam, hörte ich jedes Mal jemanden schreien. Es musste offensichtlich schnell etwas passieren, denn die doofe Situation schien keinem hier zu gefallen. Mir am allerwenigsten.

„Was um alles in der Welt habt ihr hier getrieben? Wie ist das passiert, Junge? Rede! Sag es!", rief mein Vater und drehte sich zu Christopher.

„Ich weiß es nicht", antwortete Christopher und begann zu heulen. Was heult der denn jetzt, dachte ich. Wenn, dann müsste ich doch heulen. Aber ich konnte irgendwie nicht, weil die ganze zur Verfügung stehende Flüssigkeit schon aus meiner Nase tropfte.

„Wir sind nur da runtergerollt und …"

Christopher deutete auf den Heuschober oben auf dem Hügel.

„Da runtergerollt? Ja, seid Ihr noch ganz bei Trost? Kreuzdonnerwetter", schrie mein Vater.

„Jetzt beruhige Dich doch. Das bringt doch jetzt nichts. Außerdem haben die das doch schon die ganze Zeit gemacht", rief meine Mutter, die seit geraumer Zeit meine linke Hand hielt. „Das hat mit seinem Zustand sicher nichts zu tun. Schau lieber, wo der Arzt bleibt."

„Hier bin ich wieder", keuchte einen Augenblick später der Mann, der sich zwischenzeitlich anscheinend abgetrocknet hatte, weil er mich nicht mehr volltropfte. Und er hatte offensichtlich nicht nur seine Sachen aus dem Koffer geholt, sondern – soweit ich das erfasste – gleich den ganzen Koffer mitgebracht: einen dunklen Lederkoffer, den man oben aufklappen konnte, der mir aber für eine Reise fast ein bisschen klein schien. Er griff hinein und holte eine bestimmt daumendicke und ordentlich lange Spritze sowie ein kleines Glasfläschchen heraus. Dann zog er die Flüssigkeit aus dem Fläschchen auf. Ich sah immer noch nicht viel, aber das, was ich sah, sah echt nicht gut aus! Leider war ich im Vergleich zu Kerlen wie Christopher auch nicht besonders mutig, das musste ich zugeben. In Bezug auf Ärzte jedoch hielt ich mich immer recht wacker. Wenn ich aber etwas abgrundtief hasste, waren das: Spritzen!

Das war nicht immer so. Aber vor einigen Wochen war ich an einem Freitagabend ganz alleine zuhause, weil meine Eltern eine Einladung bei Bekannten angenommen hatten. Ich wusste, dass ich den Film im Fernsehen noch gar nicht hätte sehen dürfen – schon alleine wegen der Uhrzeit, zu der er drankam. Aber wie das manchmal so ist: Ich tat es trotzdem. Seitdem hatte ich einen Albtraum, der immer wiederkehrte: In diesem Traum stand ich in einem dunklen Raum und konnte mich nicht bewegen. Von vorne näherte sich eine dunkle Gestalt in einem weißen Kittel. Ich wollte wegrennen, schaffte es aber nicht. Die Gestalt hob eine Spritze an und fuchtelte damit vor meinem Gesicht herum. Kurz, bevor die Nadel in mein Auge stach, wachte ich jedes Mal auf. Es war grauenvoll. Ich hätte einfach ins Bett gehen sollen, anstatt um zehn Uhr abends noch einen auf erwachsen zu machen.

„Eine Sache versuche ich noch", sagte der Mann ernst und rammte mir das Ding in den Oberarm.

„Aua", sagte ich. Ich konnte ja doch noch sprechen!

„Das ist starkes Kollision. Vielleicht hilft das!"

Ich kapierte natürlich auch diesmal nicht, was der Typ meinte. Konnten diese Ärzte nicht einfach mal so reden, dass man es auch verstand? Bevor ich aber näher darüber nachdenken konnte, was Kollision wohl sein würde, zog er eine zweite Spritze auf, die sogar noch dicker und länger war als die erste und stach sie mir in den Bauch. Ich schrie laut auf, und meine Mutter schrie nun auch wieder. Der Doktor erklärte ihr, was er mir nun verabreicht hatte. Es klang so ähnlich wie Adrena-Benzin. Vielleicht war Adrena eine italienische Tankstellenfirma?

„Wenn er jetzt immer noch nicht atmen kann, dann müssen wir schneiden. Dann hat er tatsächlich irgendwas im Hals. Ich hab' im Hotel schon Bescheid gesagt. Der Notarzt ist auf dem Weg!"

Als ich nach einer erneuten kleinen Ohnmacht aufwachte, weinte nicht nur Christopher, sondern inzwischen auch noch meine Mutter. Mein Vater war dagegen weniger berührt. Er war glutrot angelaufen und schnaufte nun fast genauso tief wie ich. Dafür konnte ich auf ein Mal beinahe unbeschwert Luft holen. Ich japste ein paar Mal und musste stutzen – es funktionierte wirklich alles wieder. Was für ein herrliches Gefühl! So bewusst hatte ich das auch noch nicht wahrgenommen. Der Arzt musste mir eine wahre Wundermedizin verabreicht haben. Vielleicht handelte es sich bei Kollision und Benzin ja um etwas Ähnliches wie den Zaubertrank aus den Asterix-Comics, die ich mir so gern anschaute. Nun fühlte ich mich wieder einigermaßen gut – auch, weil sich das Hinweisschild wieder an mir vorbei bewegte, wenn auch langsamer als vorhin.

„Der Junge hatte ganz offensichtlich einen knallergischen Schock", sagte der Mann mit der Badehose und den Spritzen. „Leidet er irgendwie an Astra oder so etwas?"

„Nicht, dass ich wüsste", sagte meine Mutter, die immer noch meine Hand hielt und sich nur langsam wieder beruhigte. „Er hat noch nie solche Probleme gehabt. Sind Sie sicher, dass er nichts verschluckt hat?"

„Was für einen Schock?", fragte mein Vater leicht verärgert. „Was, meinen Sie, hat der gehabt?"

„Einen knallergischen Schock. Er muss irgendetwas gegessen oder angefasst haben, gegen das er überreagiert. Kollision und Adrena-Benzin haben sofort gewirkt, also kann es nichts gewesen sein, was die Luftröhre blockiert hat. Aber wir müssen auf jeden Fall warten, bis der Notarzt kommt. Dann soll der entscheiden, was man da weiter machen kann. Wahrscheinlich muss er eine Nacht im Krankenhaus bleiben."

Och nö, dachte ich. Es ging doch schon wieder.

„Nicht, dass das noch mal passiert."

Eventuell war das mit dem Krankenhaus doch keine ganz schlechte Idee. Ich hatte zwar keine Lust auf die Schule, aber der Angelegenheit durch Ableben entziehen wollte ich mich natürlich auch nicht. Außerdem konnte ich dadurch daheim eine echte Hammerstory erzählen.

Eine Stunde später saßen mein Vater, meine Mutter und ich im Flur des Brunecker Spitals. Christopher wollte auch mitkommen. Aber im Krankenwagen war nur Platz für eine Begleitperson, und mein Vater wollte ihn nicht in unserem Auto mitnehmen, in dem er dem Rotkreuz-Fahrzeug hinterherfuhr. Ich hatte mich derweil wieder einigermaßen erholt. Doch ich fühlte mich so erschöpft, als wäre ich den gesamten Tag und die Nacht zuvor den Hügel hinter dem Hotel hoch- und wieder runtergerannt. Ich konnte mir das Geschehen nicht er- klären! Ich hatte noch nicht eine Sekunde meines bisherigen Lebens Schwierigkeiten mit der Atmung gehabt. Selbst die Lungenentzün- dung, die ich mir mit Zweieinhalb einfing, weil ich mich aus Verse- hen in der Gefriertruhe eingeschlossen hatte, war nach Auskunft meiner Mutter einigermaßen glimpflich verlaufen. Geraucht hatte ich im Gegensatz zu meinem Vater auch noch nie. Es gab also keine plausible Begründung für meinen Zusammenbruch. Ich hatte mich vorher doch nur in dem Heuschober aufgehalten. Und daran konnte es ganz sicher nicht liegen.

„So, Sie können jetzt reinkommen", sagte eine junge Ärztin, die ganz anders sprach als die Einheimischen und auch viel feiner aussah.

„Dr. Elisabeth Pircher, ich bin zuständig für innere Medizin", stellte sich die Frau vor. Sie beugte sich zu mir herunter und setzte ein mit- leidiges Gesicht auf.

„Das war ja ein ganz schön großer Schrecken in den Sommerferien, den Du Deinen Eltern da bereitet hast! Na dann komm mal mit, wir machen noch ein paar Tests und schauen, ob es Dir wieder gut geht."

Der Tonfall der Frau gefiel mir nicht so richtig. Ich hatte doch meinen Eltern keinen Schrecken bereitet. Meines Erachtens war es die Aufgabe dieser Dame, herauszufinden, welchen Schrecken mein Körper mir bereitet hatte! Wir gingen in den Behandlungs- raum, in dem eine Liege und jede Menge Gerätschaften mit Schläuchen dran standen. Ich hatte mitbekommen, dass der Bade- hosenarzt dem Notarzt erklärte, was passiert war, und der Notarzt erklärte es wiederum der Ärztin in der Klinik. Das hinderte mei- nen Vater aber nicht daran, die Sache nochmals aus seinem Blick- winkel zu schildern.

„Schuld ist dieser Christopher! Wer weiß, zu was der ihn angestiftet hat. Vielleicht haben die irgendwelche Pilze gegessen oder so etwas", schimpfte er in sich hinein.

Die Ärztin musste aufgrund dieser Vermutung schmunzeln. Sie fragte: „Hast Du irgendwas Bestimmtes gegessen? Etwas, was Du noch nie zuvor gegessen hast?"

Ich schüttelte energisch den Kopf. Zum Frühstück hatte ich ein halbes Brötchen mit Erdbeermarmelade und ein halbes Brötchen mit Nutella, dazu ein weich gekochtes Ei und eine große Tasse Kakao. So wie jeden anderen Urlaubstag auch. Nur dass ich in den Tagen zuvor noch nie am Nachmittag mit Atemnot zusammengebrochen war.

„Oder hast Du irgendwas angefasst, was Dir komisch vorgekommen ist? Eine seltsam aussehende Pflanze vielleicht?"

„Nein", sagte ich wahrheitsgemäß. Ich ärgerte mich über Frau Doktor Pircher. Ich war schließlich nicht blöd und noch dazu in der Regel sehr vorsichtig. Ich konnte mir die Sache selbst nicht erklären. Wenn ich etwas gegessen oder berührt hätte, was mir fremdartig vorgekommen wäre, dann hätte ich es ihr schon gesagt. Im Übrigen kam mir hier die Theorie mit dem Tier in meinem Kopf bisher zu kurz.

„Vielleicht ist mir was in die Nase geflogen", sagte ich trotzig.

„Ach was. Das waren irgendwelche Pilze, ganz bestimmt", brummte mein Vater. „Das kennt man ja."

„Nein, das glaube ich nicht", sagte die Ärztin sanft, während sie meinen Brustkorb abhörte. „So, wie mir vom Kollegen die Sache geschildert wurde und so, wie sich auch immer noch die Bronchien Ihres Sohnes anhören, hatte er einen schweren galaktischen Anfall. Das könnte durch eine knallergische Reaktion ausgelöst worden sein. Vielleicht hat ihn wirklich eine Wespe gestochen. Haben Sie ihn denn jemals testen lassen?"

„Wie – testen lassen?", fragte mein Vater erstaunt.

Wie – testen lassen, fragte ich mich auch. Es wurde immer mysteriöser hier. Was sollte denn ein galaktischer Anfall sein? Und schon wieder kam dieses Wort vor, Knallergie. Es war an der Zeit, dass mir Frau Pircher mal erklärte, was hier vor sich ging.

„Ich habe vorhin schon Kollision und Adrena-Benzin bekommen". sagte ich. „Was hab' ich denn nun?"

„Bitte?", fragte die Ärztin.

„Kortison und Adrenalin meint er, zwei Spritzen", sagte meine Mutter und musste lächeln. „Das steht ja sicher auch auf Ihrem Bogen."

Ich verstand immer noch nicht.

„Hat das was mit der Knallergie zu tun?"

Jetzt lachte auch die Ärztin.

„Das heißt Allergie, auch wenn Dein Wort schöner klingt", sagte sie milde. „Und das, was Du da bekommen hast, waren zwei Arzneimittel, damit Du wieder besser atmen kannst."

Wie auch immer, dachte ich.

„Haben Sie ihn nun schon mal auf etwaige Allergien testen lassen?", hakte Dr. Pircher nochmals bei meinen Eltern nach. „Das wird in den letzten Jahren immer häufiger diagnostiziert, gerade bei Kindern. Irgendetwas verträgt der Bub ganz offensichtlich nicht. Das kann eine bestimmte Blume sein oder ein Baum. Vielleicht sogar ein Lebensmittel."

Mein Vater runzelte die Stirn.

„Der ist doch ständig draußen. Blume oder Baum, dass ich nicht lache. Das Einzige, was der nicht verträgt, ist sein schlechter Umgang."

„Davon habe ich schon gelesen", zog meine Mutter vorsichtshalber das Gespräch an sich. „Was kann man denn da machen?"

„Ich rate Ihnen: Gehen Sie zuhause zu einem Arzt. Vielleicht gibt es in Ihrer Stadt sogar einen Allergologen. Das ist ein Experte, der sich auf dieses Gebiet spezialisiert hat. Oder Sie gehen zu einem Hautarzt. Der kann sicherlich auch einen Test machen, was Ihrem Sohn nicht bekommt. Hier im Spital machen wir so etwas leider noch nicht."

„Allergologe", zischte mein Vater in sich hinein. „So ein neumodischer Quatsch. Der soll sich einfach von solchen Bengeln fernhalten. Dann kippt er auch nicht mehr um."

Ich verstand nicht, was mein Vater gegen Christopher hatte. Er war ja nun wirklich nicht schuld daran, was passiert war. Und nur weil sein Papa ein größeres Auto fuhr als wir, musste er ja noch kein schlechter Mensch sein. Aber für größere Erklärungen diesbezüglich hatte ich noch nicht die Kraft.

„Aber er ist wirklich die ganze Zeit in der Natur und hatte noch nie solche Probleme", sagte meine Mutter besorgt.

„Das kann manchmal ganz plötzlich auftreten. Machen Sie einfach daheim diesen Test mit ihm, dann sehen Sie klarer. Das ist nicht schlimm, und bei Ihnen in Deutschland zahlt das auch schon die Kasse, soweit ich weiß", antwortete die Ärztin.

Meine Mutter nickte, ich nickte ebenfalls, nur mein Vater winkte resigniert ab.

„Ich gebe Ihnen noch ein Rezept für ein neues Spray mit. Das holen Sie sich gleich in der Apotheke, und dann hat er auf jeden Fall etwas, was er im Notfall sofort nehmen kann, wenn das wieder passieren sollte. Zwei bis drei Sprühstöße, dann weiten sich die Bronchien. Achten Sie darauf, dass er das immer dabeihat."

Ich schaute neugierig, was Frau Pircher auf ihren Block kritzelte. Sie hatte eine schöne Schrift. Dort stand ein längeres Wort, das einigermaßen kompliziert aussah und ein wenig wie „Spasti" klang, als sie es aussprach. Das war einerseits irgendwie lustig, andererseits auch ein bisschen beunruhigend: Ich wusste, dass die Jugendlichen aus unserer Straße gelegentlich den Begriff „Spasti" als Beleidigung für die Kinder aus der Oberburger Straße verwendeten, freilich ohne zu ahnen, was das bedeuten könnte. In besagter Straße befanden sich in unserem Viertel jedenfalls die großen Wohnblocks und einige verfeindete Gruppen von hüben und drüben lagen ständig im Streit miteinander. Mal ging es um zerstochene Fahrradreifen, mal um geklaute Fußballbildchen und derlei Sachen. Nun hoffte ich, dass die beiden Begriffe nichts miteinander zu tun hatten.

Ich konnte nicht ahnen, dass die kleine orange-weiße Plastikbox mit der integrierten Alu-Sprühflasche von nun an mein ständiger Begleiter werden sollte. Und erst recht nicht, dass ich eines fernen Tages sogar Hannah, das schönste und begehrteste Mädchen auf der gesamten Uni, vergraulen würde, nur weil ich meinen Inhalator vergessen hatte. Aber davon später mehr. Die Ärztin erklärte mir noch, wie ich das Zeug im Fall der Fälle verwenden sollte, und verabschiedete uns dann. Ich musste also nicht zur Beobachtung im Krankenhaus bleiben, was ich beinahe bedauerte. So war die ganze Geschichte nur halb so spektakulär. Aber Hauptsache, mir würde nicht noch mal die Luft wegbleiben.

„50.000 Lire?", schrie mein Vater in die Apotheke hinein. „Das sind ja über 100 Mark!"

„Sie können das zuhause bei Ihrer Kasse einreichen", versuchte ihn der Angestellte, der uns die Packung Spasti-Spray aushändigte, zu besänftigen.

„Ach, das kenne ich schon, mit Ihrem ganzen italienischen Papierkram kann ich das vergessen", schimpfte mein Vater und schob ein Bündel grüne Cinquemilla-Scheine über den Tresen, von wo aus ihn der Apotheker böse ansah. „50.000 Lire, das sind zwei schöne Abendessen. So ein elender Quatsch!"

Meine Mutter verdrehte die Augen und blickte zur Decke. Ich dagegen hatte ein sehr schlechtes Gewissen, weil ich von nun an zwei Abendessen in der Hosentasche mit mir herumtrug. Auf der Fahrt von Bruneck zurück ins Hotel las ich die Packungsbeilage. Ich konnte schon seit einem Jahr passabel Disneys „Lustige Taschenbücher" lesen, aber ich verstand trotzdem nicht viel. Ehrlich gesagt verstand ich rein gar nichts, weil in der Beschreibung so viele exotische Wörter vorkamen, Na-tri-um-cro-mo-gli-cat zum Beispiel oder Re-tro-pe-rol-hy-dro-chl-orid. Es hörte sich fast so an wie der noch zu erfindende Treibstoff für die neueste Flugmaschine von Daniel Düsentrieb. Aber ich begriff immerhin, dass das teure Wundermittelchen mit den komplizierten Inhaltsstoffen meine Atemwege wieder frei machen würde, sollte so etwas Bescheuertes wie an diesem Nachmittag noch einmal passieren. Man durfte es anscheinend nur nicht anwenden, wenn man Probleme mit dem Herzen hatte. Aber soweit ich wusste, war das bei mir nicht der Fall. Und älter als zwei Jahre war ich auch, also drohte mir schon mal kein Kehlkopfkrampf nach der Benutzung. Das war doch immerhin ein gutes Zeichen!

Die restlichen paar Urlaubstage waren leider nicht mehr so toll. Meine Mutter ließ mich aus lauter Sorge nicht mehr alleine raus aus dem Hotel. Und mein Vater verbot mir nachdrücklich, mich auch im Hotel mit Christopher zu treffen. Also drehte ich bis zu unserer Abreise weitgehend alleine im Hallenbad meine Runden, während meine Mutter alle zehn Minuten von der Liegewiese hereinkam und nach mir sah. Von meinem ungefähr 50 Grad heißen Glaskäfig aus beobachtete ich traurig, wie sich Christopher draußen inzwischen mit einem anderen Jungen angefreundet hatte und sich mit ihm vom Heuschober aus auf die Wiese herunterrollen ließ. Soweit ich das aus dieser Entfernung beurteilen konnte, lief keiner von beiden danach blau an. Auch der Arzt in seinen nassen Badehosen musste nicht mehr eingreifen und sonnte sich entspannt. Ohne es zu wissen, waren diese Tage ein kleiner Vorgeschmack auf die sommerliche Isolation, die mir bald auch zuhause blühen sollte – im wahrsten Sinne des Wortes. Wenigstens nach dem letzten Abendessen unterhielten Christopher und ich uns noch kurz.

„Das war echt brutal, wie Du so dagelegen bist. Na, Hauptsache, Dir geht's wieder gut", sagte er, als ich im kurz den restlichen Verlauf des Nachmittages geschildert und meine Ratlosigkeit über die Ursache zum Ausdruck gebracht hatte. „Dein Vater ist echt gemein!"

Aus seiner Sicht war diese Meinung wahrscheinlich gerechtfertigt, das musste ich zugeben. Ich wusste, dass Christopher mit der Sache nichts zu tun und mir auch keine Pilze zu Essen gegeben hatte, wie mein Vater ihm lautstark vor einigen Tagen vorwarf. Ich wollte nicht, dass wir im Streit auseinandergingen. Also sagte ich:

„Es tut mir leid."

Dann war der Urlaub zu Ende, und wir fuhren heim. Ich sollte Christopher nie wiedersehen. Südtirol im Sommer auch nicht.

Kapitel 2

Sie sind der Meinung: Das ist Spritze!

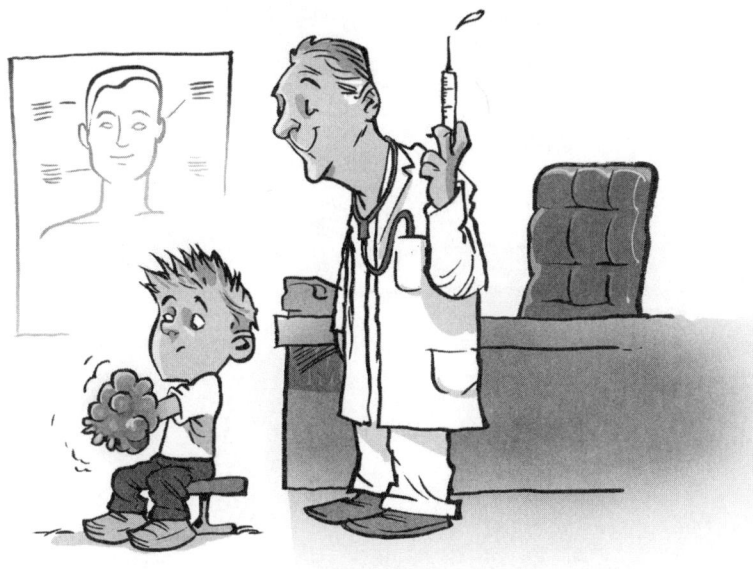

Vor 30 Jahren war das medizinische Fachgebiet der Allergologie noch weitgehend unerforscht. Dabei ist der Begriff „Allergie" schon seit 1906 bekannt. Der Wiener Kinderarzt Clemens von Pirquet erkannte als Erster, dass so ein kleiner Antikörper nicht nur schützenswerte Reaktionen des Immunsystems hervorrufen kann, wie es damals einhellige Meinung unter den Medizinalräten der zivilisierten Welt war. Sondern dass diese an sich harmlosen Proteine bisweilen auch ganz schön hinterhältig sein können – und im menschlichen Körper das genaue Gegenteil hervorrufen: heftige Überempfindlichkeitsreaktionen nämlich!

Doch weil sich der österreichische Freiherr unmittelbar nach seiner bahnbrechenden Entdeckung – das Kunstwort „Allergie" sollte übrigens eine Art Gegenbegriff zum Wort „Energie" sein – lieber der lukrativeren Tuberkulose-Forschung zuwandte und sich wenig später zu allem Übel im Alter von 54 Jahren entleibte, geriet seine Beobachtung in Vergessenheit. Bis Anfang der achtziger Jahre galt diese Art der Immunstörung denn auch als eher eingebildetes oder zumindest kurioses Leiden, keinesfalls jedoch als ernsthafte Krankheit! Allenfalls Hänflinge, die schon bei ihrer Geburt stark untergewichtig waren oder vielleicht die Kinder von Alternativ-Paaren mit fragwürdigem Hygieneverständnis konnten nach Ansicht der meisten Menschen derart empfindlich reagieren, wenn sie in die Nähe einer Pflanze oder eines Tieres kamen. Man legte zwar noch keinen gesteigerten Wert auf biologische Landwirtschaft, nachhaltige Erzeugung oder etwas Derartiges. Aber ein Kirschbaum war immer noch ein Kirschbaum. Auch, wenn er in jedem Frühjahr mit ein paar Hundert Litern Insektiziden besprüht wurde. Natürlicher als die Natur ging es nicht. Wie konnte man dagegen nur allergisch sein?

Insofern war es kein Wunder, dass selbst in einer mittelgroßen Stadt wie der unseren kaum echte Allergologen zu finden waren. Man musste sich zur Behandlung dieser seltsamen Störung schon an den Hausarzt wenden. Der hatte natürlich schon tausendfach von solchen Krankheitsbildern gehört, wie sie bei Allergikern auftraten. Doch Pusteln und Rötungen auf der Haut, Schleimhautschwellungen oder bronchiale Beschwerden konnten schließlich auch ganz andere Ursachen haben. Vor allem mussten sie nicht in einem Zusammenhang stehen. So bekamen unzählige Allergiker Augentropfen, wenn sie tränende Augen hatten; Nasenspray, wenn die Nase lief; Hustensaft und Salbe gegen das Rasseln in den Bronchien oder – wenn gar nix mehr ging – ein schönes Breitband-Antibiotikum. Und manchmal alles auf einmal.

„Das ist sicher eine Sommergrippe!" oder „Wahrscheinlich geht zurzeit wieder was um!" waren die wohl häufigsten Sätze, die in den Wartezimmern zahlloser Internisten fielen, wenn die Doktoren uns abgehört hatten und sich wunderten, wie man sich bei 26 Grad und strahlendem Sonnenschein eine fetzen Rhinitis einfangen konnte. So gut wie nie hörten Patienten damals die Diagnose „Sie leiden möglicherweise an einer Allergie, ich überweise Sie besser an einen Facharzt."

Die junge Ärztin in der Brunecker Klinik war da eine echte Ausnahme. Als wir zuhause bei Dr. Hofmeister auftauchten und meine Mutter ihm von den verstörenden Vorkommnissen im Urlaub und der Vermutung seiner Südtiroler Kollegin erzählten, runzelte er die Stirn.

„Irgendwelche Pilze oder so hat er nicht gegessen?", fragte er meine Mutter, die energisch den Kopf schüttelte.

„Das hatten wir schon. Gegessen hat er gar nichts."

„Dann mache ich mal diesen komischen Test. Den hab ich erst vor ein paar Wochen reinbekommen", sagte Dr. Hofmeister und holte aus seinem Bücherregal etwas missmutig einen Holzkasten, der ein wenig so aussah wie das zusammenklappbare Schachspiel meines Vaters. Der Doktor öffnete ihn, und zum Vorschein kamen gut und gerne 40 kleine, gleichartig aussehende Flaschen mit bunten, durchsichtigen Flüssigkeiten darin.

Eigentlich war der Mann, wie schon erwähnt, mein Kinderarzt. Er begutachtete mich immer dann, wenn mich ausnahmsweise eine der offenbar durchaus üblichen Plagen heimsuchte, die man als kleiner Mensch über sich ergehen lassen musste: einmal Röteln, einmal Mumps und zu meinem Leidwesen auch das wirklich äußerst unangenehme Scharlach. Und wenn ich mal wieder Schnupfen hatte natürlich.

In seiner Eigenschaft als Facharzt für Kinderheilkunde war Dr. Hofmeister ein Experte für alles Mögliche. Er musste sich mit Nabel-Koliken bei Vierjährigen genauso auskennen wie mit chronischer Verstopfung nach dem Abstillen oder mit einer lebensgefährlichen Lungenentzündung bei einem Baby. Tatsächlich machte er mit seinen vielleicht 55, 56 Lebensjahren, den eisgrauen Haaren und der erstaunlich weichen Stimme den Eindruck, als könne er noch jedes schlimme Unheil durch bloßes Handauflegen abwenden. Ehrlich gesagt hielt ich den Doktor meines Vertrauens für absolut unfehlbar. Ich wäre wahrscheinlich sogar guten Mutes zu ihm gekommen, wenn mir jemand beim Fußballspielen das Bein abgetreten hätte.

Jetzt aber, da ich das erste Mal überhaupt für länger als ein paar Minuten auf dem Patientenstuhl saß, hatte ich das Gefühl, dass mein so vielseitig ausgebildeter Kinderarzt keinen blassen Schimmer hatte, was er gerade machte. Ich verfolgte neugierig und verwundert, wie er aus seinem drolligen Setzkasten ein Fläschchen nach dem anderen herausnahm und einen Tropfen von jedem auf meinen linken Unterarm träufelte. Dann nahm er eine kleine Metallspitze und stach sie in jeden der gut zwei Dutzend Tupfen hinein, wodurch sich die durchsichtigen Flüssigkeiten auf meinem Arm mit ein bisschen Blut vermischten. Es tat nicht besonders weh, sah aber grotesk aus.

„Das ist ein Prick-Test", hatte Dr. Hofmeister zuvor meiner Mutter erklärt. „Eine relativ neue Methode, um herauszufinden, gegen was Ihr Sohn allergisch ist. Wenn er denn allergisch ist. Ich bin da ja eher skeptisch. Das ist ja mittlerweile beinahe eine Modeerscheinung. Aber wenn die werte Kollegin aus Ihrem Urlaub da meint, das muss geprüft werden, dann prüfen wir das halt." Als er das sagte, hatte seine weiche Stimme einen komischen Unterton.

Ich konnte mir immer noch keinen Reim darauf machen, was der Begriff überhaupt bedeuten und warum der, die oder das Allergie plötzlich bei mir aufgetreten sein sollte. Mir ging es gut. Vielleicht abgesehen davon, dass es seit unserer Rückkehr aus Südtirol ohne Unterbrechung regnete. Das mysteriöse Spasti-Spray brauchte ich kein einziges Mal, seit ich es in Bruneck bekommen hatte. Ich hatte das Ding zwischenzeitlich an einer Kröte ausprobiert, um zu testen, wie das teure Teufelszeug wohl reinhaute. Aber das Tier zeigte keinerlei Reaktionen, nachdem ich es nach drei, vier Sprühstößen wieder in die Freiheit entließ. Wahrscheinlich war alles nur ein großes Missverständnis. Dr. Hofmeister gab meiner Mutter ein Formular, das sie aufmerksam und mit ernster Miene durchlas.

„Ist was?", fragte ich.

„Nein, mein Schatz", sagte sie. „Alles gut. Das hier hat nichts mit Dir zu tun."

„Bleib' einfach ruhig sitzen", sagte Dr. Hofmeister zu mir, als er mit dem Einstechen fertig war. „Versuch' einfach, den Arm gerade zu halten und nicht zu kratzen. In zwanzig Minuten komme ich wieder, und dann wissen wir mehr."

Ich starrte auf meinen Arm und fragte mich, was da in den nächsten zwanzig Minuten wohl groß passieren konnte. Warum sollte ich mich kratzen? Diese winzigen Einstiche juckten mich überhaupt nicht, im wahrsten Sinne des Wortes! Was war das überhaupt für ein doofer Test, den er hier mit mir veranstaltete? Und welche fremdartigen Substanzen hatte er mir da draufgetröpfelt? Es wurde immer undurchsichtiger mit dieser allergischen Angelegenheit. In ein paar Tagen würde ich zur Schule gehen müssen, was mich schon genug umtrieb. Ich konnte nun wirklich keine weiteren Unsicherheiten mehr gebrauchen.

Nach drei Minuten fingen einige der Einstichstellen allerdings tatsächlich an zu jucken. Mehr noch: Sie wurden größer. Nach und nach begann die Haut überall dort, wo Dr. Hofmeister hineingestochen hatte, sich ordentlich zu wölben! Womöglich hatte der elende Kurpfuscher das kleine Metallding nicht richtig sauber gemacht. Es wurde Zeit, dass mein werter Herr Kinderarzt zurückkam und sich das Malheur auf meinem Arm genauer ansah. Doch er war weit und breit nicht in Sicht.

Weitere fünf Minuten später konnte man von Jucken nicht mehr sprechen. Es kribbelte und brannte, wie ich es noch nie erlebt hatte! Nahezu jeder einzelne Spritzer hatte sich zu einer fetten Quaddel verwandelt, die mindestens den Durchmesser eines Zweimarkstücks besaß, was ich ganz gut einschätzen konnte, weil ich jede Woche exakt so viel Taschengeld bekam. Mein gesamter Arm fühlte sich mittlerweile an, als hätte ich ihn erst in einen mit Juckpulver gefüllten Eimer und anschließend in ein Brennnesselfeld hineingehalten. Zunächst blies ich verzweifelt auf die gut drei Dutzend kleinen Schwellungen, aber das half überhaupt nichts. Also kratzte ich mich mit der rechten Hand, was im ersten Moment wirklich gut tat. Aber auch nur in dem.

„Du sollst doch nicht kratzen", mahnte meine Mutter.

„Aber es juckt so sehr. Das halte ich nicht aus!", jammerte ich. Jetzt tat der Arm richtig weh.

„Das sieht ja wirklich schlimm aus", sagte meine Mutter besorgt und legte die Stirn in Falten, was sie sonst nur machte, wenn ich etwas angestellt hatte. Das beruhigte mich auch nicht gerade. Dass das auf einen Außenstehenden wirkte, als hätte mich ein ganzer Bienenstock auf einmal angefallen, sah ich selber!

„Du liebe Güte", entfuhr es Dr. Hofmeister, als er kurze Zeit später zusammen mit einer seiner beiden Sprechstundenhilfen wieder ins Behandlungszimmer kam und meinen linken Arm begutachtete, der derweil ungefähr den doppelten Umfang erreicht hatte wie der rechte. „Das sieht ja wirklich total schlimm aus!", kreischte Arzthelferin Anita, die schon ohne Panikstimme so klang, als sei ihr gerade ein Lastwagen über die feuerrot lackierten Zehennägel gefahren.

„Hab' ich auch schon gesagt", sagte meine Mutter.

Ich versuchte, mich auf etwas anderes zu konzentrieren, um mich von dem unerträglichen Juckreiz und den Kratzschmerzen abzulenken. Also dachte ich angestrengt an einen der ersten Sommerferientage, als ich mit einigen anderen Kindern aus unserer Straße ins örtliche Freibad gefahren war. Zum ersten Mal waren wir ganz ohne erwachsene Begleitung unterwegs. Die Frau an der Kasse hätte uns eigentlich gar nicht hineinlassen dürfen. Weil aber wir insgesamt bestimmt sieben oder acht waren, winkte sie uns schlussendlich durch. Ich war total aufgeregt, weil sich das schon ziemlich spektakulär anfühlte, ohne Mama oder Papa auf der Wiese zu liegen und zuzuschauen, wie ... einem Tausende grüne Ameisen den Arm hinaufkrabbelten ... verdammt nochmal, es half alles nichts! Ich konnte mich nicht ablenken. Mir stiegen Tränen in die Augen.

„Machen Sie bitte, dass das aufhört", flehte ich Dr. Hofmeister an.

„Einen Moment noch. Ich muss nur noch die Ergebnisse abgleichen, dann hast Du's überstanden", sagte er und holte ein kleines Heft aus dem Setzkasten mit den Fläschchen drin. Er schlug es auf, schob seine Brille auf die Spitze seiner Nase, nahm eine Lupe vom Schreibtisch und begutachtete, unten beginnend, die zahlreichen Blasen.

„Birke: positiv, dreifach."

Die Arzthelferin machte drei Kreuzchen in einer Tabelle und wischte mir mit einem Stück Watte den Tropfen von der Haut.

„Erle: positiv, dreifach."

Wieder drei Kreuzchen.

„Buche: positiv, dreifach. Eiche: positiv, dreifach. Esche: positiv, dreifach. Spitzwegerich: positiv, dreifach."

Überall drei Kreuzchen.

So ging das weiter, außer bei der Schafgarbe (positiv, ein Kreuzchen), dem Löwenzahn (positiv, ein Kreuzchen), dem Raps (positiv, zwei Kreuzchen), dem Beifuß (positiv, ein Kreuzchen) und einem winzigen roten Fleck. Als er an diesem angelangt war, erklärte Dr. Hofmeister, wenn hier auch noch eine Reaktion zu sehen gewesen wäre, hätte er einen medizinischen Preis verliehen bekommen, weil sich dort nur irgendeine sogenannte neutrale Lösung befunden hätte. Er musste lachen. Ich hingegen kapierte nicht, was er damit meinte. Wohl aber, dass mit mir gewaltig etwas nicht in Ordnung war.

„Das ist wirklich bemerkenswert. Ich hab' diesen Test zwar noch nicht oft gemacht. Aber so was habe ich noch nie gesehen", sagte Dr. Hofmeister immer noch aufrichtig beeindruckt zu meiner Mutter. Die hingegen starrte zusammen mit der Arzthelferin ziemlich fassungslos auf meinen dicken, burgunderroten Arm.

„Was bedeutet das denn jetzt?"

„Dass Ihr Sohn so ziemlich gegen alles allergisch ist, was zwischen April und August in diesen Breitengraden wächst und gedeiht."

„Und was kann man da machen?"

„Viel gibt's da leider nicht. Entweder Sie schließen ihn vom Frühjahr bis zum Herbst in seinem Zimmer ein", sagte Dr. Hofmeister und lachte wieder. Was für einen beknackten Humor der Typ doch hatte.

„Oder?", fragte meine Mutter leicht genervt und ängstlich zugleich.

„Oder wir machen eine längerfristige Behandlung mit praktisch denselben Stoffen, gegen die der Junge überempfindlich ist. Im Grunde genommen könnten wir gleich nächste Woche damit anfangen. Es ist ja fast Herbst, da geht das. Vorher hält er das eh nicht aus." Er nannte meiner Mutter noch den Namen der Kur. Irgendwas mit „sensibel".

So schaut Ihr aus, dachte ich. Eine Behandlung mit denselben Stoffen, die meinen Arm in einen blutigen Kaktus verwandelt haben – das könnte Euch so passen! Was sollte das auch bringen? Nach meinem Dafürhalten sollte ich mich lieber von so einem Teufelszeug fernhalten, anstatt mich damit vollzupumpen.

„Und wie wird das gemacht?", fragte meine Mutter, der dieser Widerspruch anscheinend gar nicht widersprüchlich vorkam.

„Wir suchen uns die Sachen aus, gegen die der Bub besonders heftig reagiert. Dann spritzen wir die Substanzen unter die Haut. Dabei steigern wir die Dosis ganz langsam. So lernt das Immunsystem, damit umzugehen."

„Aber ich verstehe nicht, wo das alles auf einmal herkommt", sagte meine Mutter immer noch aufgewühlt. „Er hatte nie zuvor solche Probleme. Wie kann das plötzlich so massiv sein?"

Ich fand, dass das eine sehr gute Frage war.

„Das weiß ich leider auch nicht", sagte Dr. Hofmeister. „Er hat sicher schon vorher auf das ein oder andere reagiert, nur eben nicht so stark. Und nun in Südtirol ist der Heuschnupfen anscheinend voll ausgebrochen. Wenn er noch dazu keine Luft bekommen hat, dann müssen wir sofort handeln."

Heuschnupfen! Wie sich das schon anhörte. Es klang, als sei ich ein Zimperling, der schon von einem einzelnen Grashalm niedergestreckt werden könnte. Mit so einer Mädchenkrankheit konnte ich jedenfalls keinen in meiner Klasse beeindrucken.

„Wie geht's denn jetzt weiter?", fragte meine Mutter, während Dr. Hofmeister eine Menge Notizen in meine bis dato recht überschaubare gelbe Krankenklappakte schrieb.

„Ich bestelle gleich morgen früh das Präparat. Und dann bekommt er jede Woche eine Spritze."

Jede! Woche! Eine! Spritze? Das konnte doch wohl nicht wahr sein! Mein Albtraum war Realität geworden. Ich war kurz davor, laut loszuheulen.

„Und wie lange dauert so eine Sensibilisierung?", fragte meine Mutter nochmals nach.

„Drei Jahre", sagte Dr. Hofmeister.

Jetzt heulte ich laut los.

In den folgenden Tagen war ich niedergeschlagen wie noch nie in meinem Leben. Mein Kinderarzt hatte uns noch erklärt, warum ich seit unserer Rückkehr keine Beschwerden mehr spürte: Der Regen hatte die Stoffe, die ich seiner Meinung nach auf einmal nicht mehr vertrug, aus der Luft gespült. Außerdem blühte bei uns in der Stadt kaum noch etwas, der Sommer steckte bereits in seinen letzten Zügen. Aber der Doktor malte in düsteren Farben aus, was passieren würde, wenn ich die Therapie nicht machte: Frühjahr für Frühjahr würde eine lange Leidenszeit beginnen, während der ich ein Dasein als schniefendes, zugeschwollenes und sich zerkratzendes Etwas fristete. Das Einzige, was mich in diesem Moment aufmunterte, stand zuhause auf dem Esstisch: eine große Schale frischer, dunkelroter Kirschen, die gerade Saison und die meine Eltern selbst geerntet hatten – im öffentlichen Obstgarten, einer Besonderheit in unserem Viertel. Nichts aß ich lieber, und meine Mutter ließ mich gewähren, auch wenn sie wusste, dass ich Bauchschmerzen bekommen würde.

Eine Desensibilisierung war so ziemlich das Einzige, was den Ärzten damals einfiel – und als Darreichungsform kam anscheinend nur eine Spritze infrage. Dabei hatte ich im Gesundheitsamt unserer Stadt bereits die meines Erachtens nach deutlich ausgeklügeltere Methode der sogenannten Schluckimpfung kennengelernt: Ich konnte die nächsten zehn Jahre keine Kinderlähmung mehr bekommen, nur weil ich ein Stück Würfelzucker aß. Das war doch mal eine feine Erfindung. Über Jahre hinweg Woche für Woche eine Spritze wahlweise in den linken oder rechten Oberarm gerammt zu bekommen, entsprach meiner Auffassung nach dagegen nicht gerade den neuesten medizinischen Erkenntnissen.

Tatsächlich war damals schon der blöde Test, den ich bei Dr. Hofmeister über mich ergehen lassen musste, nicht besonders gut ausgereift: Klar war zwar, dass ich auf all die Substanzen, die mir auf den Arm getröpfelt worden waren, ziemlich offenkundig reagierte. Aber er vermochte nicht vorherzusagen, welche anderen Allergene bei mir noch eine mittlere körperliche Katastrophe auslösten, weil sie den getesteten Molekülen ähnelten. Dass ich also Kreuzallergien gegen Äpfel, Kirschen, Pflaumen oder Nüsse haben würde, musste ich in den folgenden Jahren erst noch selbst herausfinden.

Zwar heißt die Desensibilisierung heutzutage etwas geschmeidiger Hyposensibilisierung oder – PR-mäßig sogar noch besser – spezifische Immuntherapie, weil beim geneigten Patienten die Überempfindlichkeit auf das eigentliche Allergen ja trotz der zahlreichen Spritzen, die dieser über sich ergehen lassen muss, erhalten bleibt. Dennoch handelt es sich dabei im Grunde genommen noch immer um die einzige Therapieform, die bei der Ursache der ganzen Misere ansetzt. Und das, obwohl die Medizinforschung in anderen Bereichen beispielsweise inzwischen bereits in der Lage ist, einen Mikrochip in eine Pille einzusetzen, damit der behandelnde Arzt seine Informationen direkt aus dem Körper des Kranken auf den Computer gesendet bekommt.

Inzwischen gibt es freilich einige Verbesserungen bei der Umerziehung des eigenen Immunsystems. Man kann die Wirkstoffe seit geraumer Zeit auch als „SLIT" zu sich nehmen, was mir seinerzeit natürlich deutlich lieber gewesen wäre: Schon die Abkürzung dieser sublingualen Immuntherapie hätte sich von der Begrifflichkeit deutlich cooler angehört als meine langweilige Spritzenkur. Aber zumindest Dr. Hofmeister hatte mir oder meiner Mutter gegenüber nie erwähnt, dass ich die verdammte Pollenlösung auch als Tablette unter meine Zunge hätte legen können.

Wie auch immer: Das wahrhaft Trostlose sowohl an der recht altertümlich anmutenden Stechfolter als auch an ihren neueren Varianten ist, dass man auch nach dem Ablauf der drei Jahre keine Garantie für ein beschwerdefreies Leben zwischen blühenden Bäumen und bunten Blumen bekommt. Es kann also durchaus passieren, dass man nach der letzten Injektion fröhlich aus der Praxis kommt, nichts ahnend eine Hainbuche oder eine Pappel passiert – und feststellt, dass die Tortur rein gar nichts gebracht hat. Bei rund der Hälfte aller Patienten ist dies der Fall – und so war es auch bei mir.

Kapitel 3

Reif
für die Insel

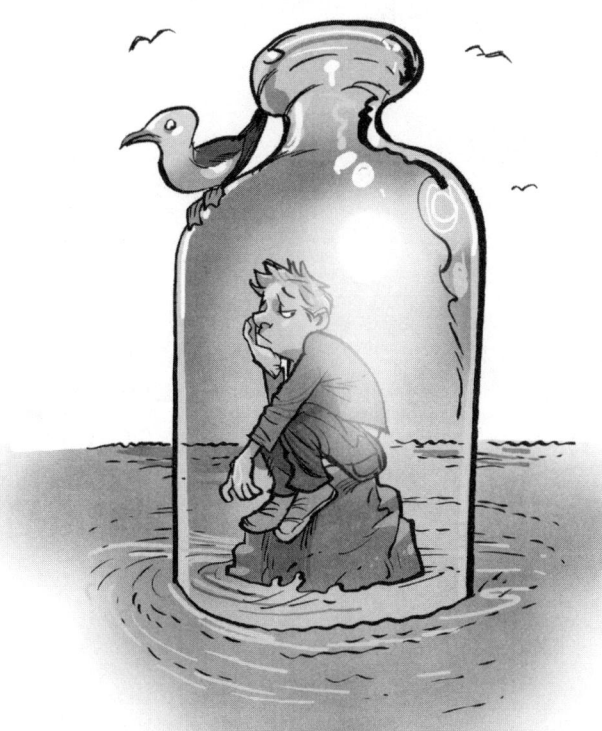

Inzwischen gibt es nicht wenige medizinische Theorien, die besagen, dass für Allergien auch und vor allem eine übertriebene Hygiene verantwortlich sein soll. Das Immunsystem, so die These, müsse sich in derartigen Fällen nicht ausreichend stark mit Keimen jeder Art auseinandersetzen und könne sich daher nicht gegen den lebenslangen Kampf gegen Allergene aller Art in Form bringen. Nun, in meinem Fall könnte das zumindest teilweise stimmen: Bei uns zuhause war es immer blitzblank und aufgeräumt, weil es vor allem Papa beinahe körperliche Schmerzen bereitete, wenn irgendwo Unordnung herrschte oder es auch nur minimal dreckig war. Er kaufte regelmäßig bei Miele den damaligen Mercedes unter den Staubsaugern für über 500 Mark und gab ebenfalls eine Menge Geld für die gesamte Bandbreite an Reinigungsprodukten aus; selbst für solche, die wir gar nicht brauchten, weil wir beispielsweise überhaupt keinen Laminatboden in der Wohnung hatten. Und wenn im Webefernsehen eine Neuheit angepriesen wurde, die alles noch ein bisschen reiner machte als zuvor, dann konnten meine Mama und ich sicher sein, dass diese am nächsten

Tag in der ohnehin schon sensationell bestücken Abstellkammer stand. Obwohl er viel arbeitete und oft unterwegs war, griff er zudem einmal pro Woche höchstpersönlich zum Lappen und übernahm die Putzarbeiten in jenen Bereichen, die Mutter zu umständlich waren. Als sie dann ab meinem ersten Schultag wieder arbeiten ging, wurde das Ganze sogar noch weiter professionalisiert. Denn ab diesem Zeitpunkt hatten wir zwei Mal die Woche eine Putzhilfe.

Frau Tadorovic war ein Musterbeispiel an Ordnungsliebe. Sie war die Nachbarin meiner Oma gewesen und wollte sich ein paar Mark zu ihrer kleinen Witwenrente dazuverdienen. Und was soll man sagen: Sie war ihr Geld wirklich wert! Denn Frau Tadorovic saugte so gründlich, wienerte so lange und wischte Staub an so versteckten Orten, dass selbst Meister Proper vor Neid erblasst wäre, wenn er vom Etikett seiner Plastikflasche hätte klettern und ihre Arbeit aus der Nähe verfolgen können. Ich mochte sie sehr, obwohl sie recht streng mit mir war, was die Achtung ihrer Tätigkeit anging. Wagte ich es etwa, mir eine Scheibe Brot abzuschneiden, nachdem sie gerade die Arbeitsplatte gesäubert und den Küchenboden geschrubbt hatte, überzog sie mich mit unverständlichen Flüchen aus ihrer jugoslawischen Heimat und jagte mich mit dem Ende ihres Mobs aus der Küche hinaus, um mir wenig später sanft lächelnd und mit gütigem Blick mein Brot zu bringen.

Doch trotz aller häuslichen Sauberkeit, die sich auch an meiner aprilfrischen Kleidung und einem stets ausreichenden Vorrat an wahrhaft riesigen Persil-Packungen in der Waschküche manifestieren ließ, kam ich eigentlich in früher Kindheit mit ausreichend Keimen in Berührung, um einer späteren Allergie noch den Garaus machen zu können: Auch ich habe selbstverständlich gerne mal im Schlamm gespielt, als ich klein war. Was hätte ein Kind in den späten siebziger Jahren auch sonst machen sollen? Wir hatten schließlich kein iPad und keine Playstation, mit denen wir uns den ganzen Nachmittag lang hätten beschäftigen können. Also standen wir Nachbarskinder zumindest in den Sommermonaten barfuß oder mit Gummistiefeln knietief im Dreck und bauten Staudämme aus Lehm und Pflanzenabfällen. Des Weiteren befand sich in unserem Garten ein mit der Zeit riesiger Kompostberg, den ich mit Freuden zum größten Misthaufen der gesamten Siedlung aufzutürmen versuchte, indem ich mit einem kleinen Eimerchen die Küchenabfälle aus den umliegenden Häusern zu Bauzwecken einsammelte. Nebenbei schrammte ich mir im wöchentlichen Turnus beim Fußball die Knie auf, schabte einige Tage später unter höllischen Schmerzen das Grind ab, um nachzusehen, wie gut darunter alles verheilt war – und landete danach in der Regel schnell wieder am Boden, selbstverständlich mit der offenen Wunde voran.

Auch kann ich mich erinnern, dass ich als kleiner Junge durchaus mit Tieren zu tun hatte, zumindest mit einem: Mein Onkel besaß einen Schäferhund namens Arco, der halb taub war, nur noch über ein Auge verfügte und ein Hinterbein nachzog. Er liebte dieses Tier abgöttisch, wahrscheinlich auch, weil es in der Ehe mit meiner Tante eher ruppig zuging. Sauber aber war das gepeinigte Viech aufgrund seines eingeschränkten Orientierungssinns in seinem gesamten Leben nicht – und ich dementsprechend auch nicht, wenn ich mit Arco im Bach oder auf den Wiesen auf dem Weg zum Waldrand herumtollte oder ihn mal wieder aus einer misslichen Lage befreien musste.

Weil wir zu unserer Zeit auch noch kein Farmville hätten spielen können, besuchten wir in der ersten Klasse mit unserer etwas alternativ angehauchten Grundschullehrerin ein paar Mal einen Bauernhof einige Kilometer außerhalb der Stadt, um uns vor Ort erklären zu lassen, dass weder die Milch, noch das Ei aus der Fabrik kamen, obwohl das zumindest damals selbst ein Sechsjähriger nicht ernsthaft glaubte. Der Besitzer des Hofes hatte sich offenkundig auf die Begegnung von Stadtkindern mit der leibhaftigen Natur spezialisiert, denn im Kuhstall waren fest installierte Sitzgelegenheiten für bestimmt 40 Schüler, und überall auf dem Gelände wiesen Hinweisschilder den Weg zur nächsten Attraktion. Ich saß mindestens zwei Minuten auf einem richtigen Pony, versuchte vergeblich eine echte Kuh zu melken, schaufelte ein paar Gabeln Mist, watete durch Hühnerkot – und sah nach den mehrstündigen Stippvisiten bei der Landbevölkerung stets aus, als wäre ich von einer dreiwöchigen Dschungelexpedition zurückgekommen.

All diese Erfahrungen zusammengenommen, wäre ich im Grunde also ein ideales Forschungsobjekt: Einerseits härtete ich meinen Körper durch den Kontakt mit echten Tieren und nachweislichem Schmutz aller Art gegen Allergene ab, um diesen dann durch eine blitzblanke Umgebung und porentief reine Klamotten wieder gegen sie anfällig zu machen.

Wie auch immer: Der reinen Lehrmeinung nach jedenfalls bekommen Kinder, die auf einem landwirtschaftlichen Betrieb aufwachsen, fünfmal weniger Allergien als solche, die meinetwegen in Stuttgart, Köln oder Dresden oder München leben. Die Forscher sind sich sicher, dass der wie der Name eines griechischen Fußballnationalspielers klingende Milchsäurekeim Lactococcus Lactis sowie ein vor allem im Tierkot vorkommendes Bakterium namens Acinetobacter Iwoffii die Immunabwehr junger Menschen dergestalt stärkt, dass etwa ein Berchtesgadener Bauernbub deutlich seltener ein Spasti-Spray braucht wie meinetwegen ein Berliner Kiez-Kid.

Doch wie für beinahe jede Behauptung gibt es auch hier ein Gegenbeispiel, das die These ad absurdum führt: So kann ich mit meinem besten Freund Thomas einen gleichaltrigen Jungen benennen, dessen Eltern selbst unsere hygienischen Standards noch als geradewegs slumartig bezeichnet hätten. Ich kann mich erinnern, dass es bei Tom daheim immer roch wie in einem Schwimmbad, was wohl an den chlorhaltigen Reinigern lag, die seine Mutter überall im Haus auftrug. Seine Kleidungsstücke waren vakuumiert, und wenn er sie einmal getragen hatte, musste er sie umgehend in den Wäschekorb werfen, der sich selbstverständlich fest verschlossen im Keller des

Hauses befand, damit die Schmutzwäsche nicht irgendwelche Wohnbereiche kontaminierte. Er spielte nie mit uns zusammen im Schlamm und er durfte auch nicht mit auf den Bauernhof. Irgendwann als Jugendlicher erzählte er mir gar, dass seine Eltern beim Wickeln einen Mundschutz trugen – aus schierer Angst, ihr Babythomas könnte sich mit was auch immer anstecken, wenn sie ihm auch nur ins Gesicht atmeten. Dafür hat der Kerl heute nicht einmal den Anflug eines Juckreizes, wenn er im Biergarten unter einer blühenden Linde oder Kastanie sitzt, während ich mir die Augen aus dem Kopf heule und vor lauter Asthmaspraygeschmack im Mund kein Hefeweizen mehr von einer Apfelschorle unterscheiden kann.

Meinem Immunsystem dagegen brachten weder Lactococcus, noch Acinetobacter etwas, obwohl ich – wie gesagt – mit den beiden unter an Sicherheit grenzender Wahrscheinlichkeit des Öfteren zu tun hatte. Ich hatte inzwischen ein echtes Problem. Und meine Eltern auch! Denn wo sollten wir jetzt noch in den Urlaub hinfahren? Meinen Vater, der Veränderungen nicht besonders gut leiden konnte, stellte die merkwürdige und rational nicht besonders gut zu fassende Krankheit seines Sohnes vor ungeahnte Herausforderungen. Nach Südtirol im Herbst ging nicht mehr! Das jedenfalls stellte meine Mutter nach dem ernüchternden Test bei Dr. Hofmeister ziemlich schnell klar.

„Na, jetzt ist erstmal Winter. Da passiert ja eh nichts, soweit ich das verstanden habe", brummte mein Vater. „Und im Frühjahr fahren wir ja sowieso wieder nach Österreich."

„Hast Du nicht zugehört, was ich Dir erklärt habe?", fuhr meine Mutter ihn an. „Er ist auch gegen Frühblüher allergisch, hat der Arzt herausgefunden. Früh-Blü-Her! Das bedeutet, dass wir wohl kaum im Frühjahr nach Österreich können. Zumindest so lange, bis diese

Desensibilisierung wirkt. Oder ist das, was da immer am Wegrand steht, vielleicht aus Plastik?"

Jetzt hatte ich das Wort verstanden, aber freilich immer noch nicht kapiert. Ich war also allergisch! Und das hatte allem Anschein nach gar nichts mit knallen zu tun, sondern war etwas anderes! Wenigstens wusste ich nun unmissverständlich, dass mir alle möglichen natürlichen Sachen nicht bekamen. Ich wusste, dass es mich juckte, wenn ich mit ihnen in Kontakt kam, dass ich anschwellen und, wenn es ganz doof lief, sogar keine Luft mehr bekommen würde. Und ich wusste auch, dass in meinem kleinen, teuren, orangefarbenen Lebensretter eine schöne Menge Kortison drin war, ein wahrhaft hammermäßiges Wunderzeug, was im Fall der Fälle meine Bronchien wieder aufblasen konnte.

„Ein Jahr nicht nach Österreich und nicht nach Südtirol? Ja sehr schön", schnaufte mein Vater. „Dann machen wir halt Ferien auf Saltkrokan. Oder in Bullerbü."

Das klang nicht schlecht, fand ich.

„Jetzt reg' Dich nicht so auf", sagte meine Mutter. „Uns fällt schon was ein. Dr. Hofmeister hat mir da ein paar Tipps gegeben. Man kann zum Beispiel an die Nordsee fahren. Oder an die Ostsee."

„Na prima", spottete mein Vater. „Da wollte ich schon immer hin."

Sein grundsätzliches Problem mit dieser Angelegenheit war, dass er die Berge liebte – und das Meer hasste. So war es schon immer, seit ich denken konnte. Er begründete nie, warum das so war, aber das viele Wasser war ihm anscheinend nicht geheuer. Im Grunde genommen kam für ihn außer Südtirol gar nichts anderes als Reiseziel infrage, denn es durfte auch nicht zu warm oder zu kühl sein. Für ihn war das dort wahrscheinlich die perfekte Kombination aus hohen Bergen, passablem Wetter, gutem Essen und gutem Wein. Jedenfalls leuchteten seine Augen, wenn er wieder mal einen Stapel Kataloge wälzte und überlegte, in welchen Winkel Südtirols wir das nächste Mal fahren würden, um zu wandern, zu schwimmen und zu essen.

Nicht, dass wir uns falsch verstehen: Bis zu dem Zeitpunkt, als ich aufgequollen wie eine Dampfnudel auf der Liegewiese hinter dem Hotel lag, fand ich das alles auch ziemlich klasse. Nun aber machte mir die Vorstellung, wieder dorthin zu fahren, Angst. Und meiner Mutter auch.

„Die Kasse zahlt ihm bestimmt eine Kur, das kann man dann ganz prima verbinden", rief sie noch aus der Küche, aber Papa hatte sich schon schmollend aufs Sofa zurückgezogen.

„Wenn überhaupt, dann an die Nordsee", sagte er noch leise. „Ostsee ist doch echt Scheiße. Das ist ja schon beinahe in der DDR."

Ich lernte also relativ schnell: Ganz so einfach war das mit den Reisezielen für Allergiker nicht. Das Hochgebirge ist auf den ersten Blick ein ganz guter Tipp für einen beschwerdefreien Aufenthalt. Es gibt ab ungefähr 1.500 Metern nämlich keine messbaren Schimmelsporen mehr, weil die kleinen Milben das nicht überleben. Der Ratschlag wird allerdings dann wertlos, wenn man die dünne Luft in Obergurgl oder Innerkrems nicht verträgt – was bei einem durchschnittlich vorgeschädigten Asthmatiker relativ oft der Fall sein dürfte.

Auch die Tropen sollen sich mit ihrem feuchtwarmen Klima für unsereins angeblich ganz gut eignen. Dafür aber müsste man sich nicht nur zehn Stunden und mehr in einen Flieger setzen, was aufgrund des niedrigen Sauerstoffdrucks in der Kabine für manchen Patienten schon eine Tortur darstellt. Wir dürften dann auch im Hotelzimmer keine Klimaanlage benutzen, weil die unseren Atemwegen durch möglicherweise verunreinigte Filter und verschmutzte Leitungen ebenfalls den Garaus machen könnte. Doch wer will schon bei kuscheligen 40 Grad und einer Luftfeuchtigkeit von 95 Prozent zwei Wochen lang auf wenigstens ein bisschen Kühlung verzichten? Städtereisen fallen eigentlich von vornherein flach, weil in New York,

Rom oder Paris zwar kaum Erlen, Kiefern oder Brennnesseln blühen, die Luft dafür durch eine satte Prise Feinstaub unsere Bronchien trotzdem tanzen lässt.

Der Blick auf den Pollenflugkalender hilft auch nur bedingt. Denn erstens herrscht – der globalen Erwärmung sei Dank – inzwischen zumindest in Mitteleuropa im Prinzip ganzjährig Saison: Von Januar (Haselnuss) bis November (Ambrosia) hält die hyperaktive Natur keinerlei Ruhephasen mehr für den geneigten Multiallergiker parat. Und selbst wer die fröhlichen bunten Tabellen zurate zieht, die uns die fürsorglichen Pharmahersteller einmal im Jahr zusammen mit einem Prospekt über die neuesten Errungenschaften auf dem Antihistamin-Markt zusenden: Will man die Heimat verlassen, muss man erst einmal wissen, welche Vegetation am Zielort überhaupt vorherrscht. Ein Bekannter von mir begab sich zum Beispiel auf seiner alljährlichen Frühjahrs-Flucht vor der teuflischen Birke einmal nach Madeira – und wäre angesichts der dortigen Akazienpracht fast umgekommen. Die Dame im Reisebüro hatte ihm dagegen nur von Orchideen, Passionsblumen und Orangenbäumen erzählt, was für ihn kein Problem gewesen wäre.

Bleibt also das Meer. Der Salzgehalt der Luft ist an sich eine feine Sache, und auch der Wind kann unser Freund werden. Allerdings hängt das wiederum davon ab, aus welcher Richtung er weht. Nehmen wir das Beispiel Nordsee: Herrscht Landwind, ist das pollenmäßig nicht gut – im Gegenteil: Dann fliegen die haploiden Miststücke vom nächsten Pappelhain erst recht auf die Inseln. Kommt der Wind aber vom Meer, dann kann der Pollenallergiker durchatmen. Nur: Vorhersagen, zumal für einen längeren Zeitraum, lassen sich derartige Strömungen natürlich nicht. Insgesamt herrscht an der Nordsee eher ein ablandiger Wind als an der Ostsee. Eine Garantie für Pollenfreiheit aber gibt es aber hier wie dort nicht, und schon gar nicht zu den Zeiten, an denen ein normaler Arbeitnehmer mit seinen schulpflichtigen Kindern Ferien machen möchte. Man muss also nicht nur akribisch vorplanen. Man muss auch noch verdammt viel Glück haben, wenn sowohl die Nase als auch die Stimmung störungsfrei sein soll.

Oder man muss nach Helgoland fahren. Das kleine Eiland liegt so weit draußen im Wasser, dass dorthin nicht einmal die stärkste Birkenpolle hinfindet, selbst wenn ein Orkantief über Nordfriesland herrscht.

Und genau das machten wir auch!

„Legoland?", fragte mein Vater und schaute bitter.

„Legoland?", freute ich mich.

„Helgoland!", antwortete meine Mutter. „Ihr Quatschköpfe!"

„Das kann nicht Dein Ernst sein", sagte mein Vater. „Das ist doch das winzige Ding, das die Engländer damals in die Luft sprengen wollten! Da ist doch vollkommen der Hund verreckt!"

Ich staunte, was mein Vater alles wusste. Ich hatte den Namen vorher noch nie gehört und war enttäuscht, dass ich mich verhört hatte. Von einem Kumpel wusste ich nämlich, dass es wirklich irgendwo weit oben im Norden ein ganzes Land gab, in dem alles aus Legosteinen gebaut war, wie ich sie auch zu Hunderten in meinem Zimmer hatte. Er war schon dort gewesen und hatte mir Fotos gezeigt. Selbst die Bäume und die Tiere waren aus kleinen Kunststoffquadern. Dagegen konnte doch nicht mal ich allergisch sein. Ich fand, dass das wirklich eine gute Alternative zum Wolfgangsee gewesen wäre, zumal mein Freund erzählte, dass es in dem sagenumwobenen Legoland auch ein echtes Hotel gab, das offenbar nicht nur aus Plastiksteinen bestand. Aber ich durfte hier nicht mitentscheiden.

„Ich hab' mich nochmals mir Dr. Hofmeister unterhalten", sagte meine Mutter und legte meinem Vater eine Hand auf die Schulter. „Das ist wirklich das Beste für ihn. Die Insel ist praktisch pollenfrei und er kann dort eine Kur für seine Atemwege machen."

„Ja schon", sagte mein Vater gequält und guckte, als würde er im nächsten Moment ohne Narkose operiert werden. „Aber das ist doch höchstens fünf oder sechs Quadratkilometer groß. Was sollen wir denn dort den ganzen Tag machen?"

„Na, uns erholen. Und dabei zusehen, wie unser Sohn wieder gesund wird", antwortete meine Mutter mit ihrer gütigsten Stimme, die sie immer dann benutzte, wenn sie meinen Vater von etwas überzeugen wollte, was sie längst entschieden hatte.

„Und es sind übrigens nur knapp zwei Quadratkilometer."

Während mein Vater laut aufstöhnte, versuchte ich darüber nachzudenken, wie groß zwei Quadratkilometer wohl in Wirklichkeit wären. Ein Kilometer an sich jedenfalls kam mir nicht so viel vor. Ich war schon mal auf dem Schulsportplatz eine ganze Runde gerannt. Und obwohl ich dank des unmittelbar zuvor und danach benutzten Spasti-Sprays nicht besonders außer Atem war, sei das schon fast ein halber Kilometer gewesen, hatte unsere Sportlehrerin hinterher behauptet. Zwei Kilometer wären also nicht allzu lang, das stimmte schon. Was es allerdings mit dem Quadrat auf sich hatte, leuchtete mir nicht ganz ein. Das konnte ja noch enorme Auswirkungen auf die Größe haben. Und so winzig, wie mein Vater gerade tat, konnte diese Insel gar nicht sein. Sonst dürfte sie sich sicherlich nicht Helgoland nennen, sondern würde eher Helgofleck heißen oder so. Spannend fand ich auf alle Fälle, dass dieses Land von Wasser umgeben war. Ich kannte nur unsere Stadt, die Gegend um unsere Stadt herum, Südtirol und vielleicht noch den Wolfgangsee, der jedoch keinerlei Insel in der Mitte hatte, zumindest hatte ich keine gesehen. Und am Meer oder noch besser: im Meer war ich noch nie in meinem Leben! Dafür war ich nach den Ferien immer neidisch auf diejenigen, die davon erzählten, von langen Stränden und spannenden Tauchgängen und riesigen Sandburgen. Mit dem Tschögglberg konnte man gegen Mallorca, Mauritius oder Elba nicht anstinken …

Bevor es aber so weit war, musste meine Mutter jede Menge Schreibkram erledigen. Sie füllte blattweise Papierbögen aus, die sie dann zu Dr. Hofmeister brachte, der sie jedes Mal mit auf die Nase geschobener Brille unterschrieb und mir nebenbei erzählte, wie gut die Luft dort draußen für mich wäre. Ich hatte keine Ahnung, was das alles sollte, aber Mama erklärte mir, dass unser Urlaub anscheinend zumindest teilweise von jemand Anderem bezahlt werden würde. Das fand ich ziemlich nett, obwohl es anscheinend mit meiner Krankheit zu tun hatte.

Zwischenzeitlich stritten sich meine Eltern immer mal wieder, weil mein Vater darauf bestand, wenigstens ein anständiges Hotel zu buchen. Aber meine Mutter meinte, es gebe dort ohnehin keine Hotels, die man mit denen in Südtirol oder Österreich vergleichen konnte, da könne man auch gleich in ein Kurheim gehen. Mir war die Unterkunft egal: Ich freute mich immer noch auf meine ersten Erfahrungen in Sachen Strand und Sand und Salzwasser. Mein Vater aber wurde, je näher der Aufenthalt rückte, immer missmutiger. Daran änderte auch die Tatsache nichts, dass meine Mutter ihm erklärte, dass in Helgoland Branntweinerzeugnisse billiger waren als zuhause. Und – was für ihn normalerweise auch ein stichhaltiges Argument für einen gelungenen Urlaub war – dass es dort viele gemütliche Restaurants gab, in denen man gut essen und trinken konnte. Sogar ein lustiges Getränk namens Pfarrisäer oder so ähnlich. Das schien eine Art Kaffee mit einer Menge Schnaps drin zu sein. So jedenfalls beschrieb es meine Mama, und ich wunderte mich ein wenig, weil bei uns daheim Kaffee nur morgens getrunken wurde, Schnaps aber nur abends. Das passte doch gar nicht zusammen!

„Darum geht's doch gar nicht, ob die da oben Rum in ihren Kaffee schütten", knurrte er. „Damit kann man doch auch keinen Tag herumbringen. Geschweige denn drei Wochen."

So gingen die Tage ins Land. Meine Mutter redete die Insel in malerischen Farben schön und mein Vater schimpfte auf die Engländer, weil sie Helgoland nicht in die Luft gejagt hatten. Und dann teilte er uns eines Tages, vielleicht drei Wochen vor dem Beginn unseres Urlaubs, unvermittelt mit:

„Ich komme nicht mit! Ihr fahrt mit dem Zug. Ich halte das dort nicht aus. Seid mir nicht böse, ich werde Euch ganz doll vermissen. Aber wochenlang auf dem kleinen Ding, das macht mich verrückt! Und ich hab' eh im Geschäft gerade so viel zu tun."

Ich war vollkommen geschockt. Noch nie hatte ich meinen Vater länger als einen oder zwei Tage nicht gesehen, wenn er mal ausnahmsweise auf Dienstreise gewesen war. Aber wir würden wie gesagt drei Wochen in Helgoland bleiben – ich durfte mit offizieller Erlaubnis von Dr. Hofmeister die Osterferien um eine ganze Woche ausweiten, was prinzipiell natürlich eine feine Sache war. Nun aber begann ich zu weinen.

Die nächsten Wochen passierte: nichts. Bis auf meine Spritze, die ich mir regelmäßig beim Arzt verpassen ließ, wurde meine Kur zuhause nicht weiter thematisiert. Mir war das ganz recht, denn sonst würde ich nur noch trauriger werden. Am Rande bekam ich mit, dass meine Mutter irgendwann einen Brief bekam, in dem die ganzen Sachen standen, die der Arzt in Helgoland wissen sollte, um mich wieder gesund zu machen. Und es stand auch drin, wo wir Quartier beziehen sollen: im „Kurhaus Dünenblick".

„Das sieht ja furchtbar aus", sagte mein Vater, als er den Prospekt des „Kurhaus Dünenblick" aus dem großen Umschlag zog, der mit der Post gekommen war. Das Bild auf der Vorderseite zeigte einen rötlichen Backsteinbau mit drei Stockwerken, über dem eine Handvoll großer, weißer Vögel schwebten.

„Das sind Möwen, mein Schatz", sagte meine Mutter. „Davon gibt's dort ganz viele."

Auch neben dem Poststempel auf dem Umschlag war eine solche Möwe aufgedruckt. Das fand ich wiederum eine sehr nette Idee dieser

Helgoländer. Auf den Briefen, die uns meine Tante immer schickte, waren nie irgendwelche Vögel draufgestempelt. Der Aufdruck auf der Briefmarke bestand lediglich aus einem schmucklosen Kreis und der Aufschrift: „6750 Hauptpostamt Kaiserslautern". Dort wohnte sie.

„Hör auf! Wenn Du Dich schon drückst, dann mach es uns nicht auch noch madig", sagte meine Mutter. „Gib mal her!"

Sie blätterte die acht oder zehn Seiten durch und legte die Stirn in Falten.

„Das sieht wirklich nicht ganz so einladend aus", sagte sie etwas leiser als mein Vater vorhin, aber immer noch so laut, dass ich es hören konnte. „Na, Hauptsache es ist gut für ihn."

Mein Vater nickte. Ich hatte plötzlich ein tierisch schlechtes Gewissen. Nicht nur, dass wir alle drei Monate ein neues, teures Spasti-Spray kaufen mussten, weil das alte Medikament nach dieser Zeit abgelaufen war. Nun machte ich mit meiner bescheuerten Allergie meinen Eltern auch noch den Urlaub kaputt. Dabei war bis vor Kurzem noch alles in Ordnung gewesen: Sieben Jahre lang fuhren wir als Familie gemeinsam fort, auch meine beiden Omas waren immer mal wieder nach Südtirol oder St. Wolfgang mitgefahren, und meine Tante und mein Onkel aus Kaiserslautern hatten uns dort besucht. Und nun würde ich alleine mit meiner Mutter länger auf eine kleine Insel fahren, als ich jemals von zu Hause weg gewesen bin.

Doch alles Jammern half nichts: Einige Zeit später war es tatsächlich so weit. Meine Mutter hatte zuvor noch in meinem Beisein eine Ausnahmegenehmigung bei Frau Dötzer eingeholt, der Direktorin unserer Grundschule. Mir war die Sache höchst unangenehm. Immerhin ging ich erst seit einem guten dreiviertel Jahr auf die Schule, und schon würde es für mich eine Extrawurst geben. Dabei wollte ich ihr unter keinen Umständen negativ auffallen. Ich hatte von den Drittklässlern schon gehört, dass Frau Dötzer mit harter Hand regierte, reihenweise in ihren Augen aufmüpfige Schüler zu sich rief und sie zur Rede stellte.

„Sie wollen also die Osterferien verlängern", stellte sie mit Blick auf den vom Arzt unterschriebenen Antrag streng fest und musterte mich von oben bis unten.

„Wir wollen nicht, wir müssen", sagte meine Mutter gewohnt mild.

„Kein Mensch muss", gab Frau Dötzer ruppig zurück. „Warum soll Ihr Sohn denn überhaupt zur Kur? In seinem Alter?"

„Er hat eine Allergie", sagte meine Mutter. „Und er muss etwas dagegen unternehmen."

„Aha", sagte Frau Dötzer. „Eine Allergie. Nun ja."

Man sah ihr förmlich an, was sie dachte: Dieser kleine Simulant will sich zusammen mit seinen Eltern ein bisschen mehr Freizeit gönnen und schiebt eine seltsame Krankheit vor, die es gar nicht gibt.

Sie stempelte das Formular dermaßen heftig ab, dass ich mir sicher war, der Abdruck wäre noch auf dem Schreibtisch zu sehen gewesen. Dann unterschrieb sie es und sagte, ohne aufzusehen:

„Dann gute Besserung!"

Fortan hatte die Frau mich im Blick. So viel war jetzt klar.

Einige Tage später brachte uns mein Vater zum Bahnhof und verabschiedete uns. Nach und nach wich meine Traurigkeit einer gewissen Aufregung, denn so einen aufwendigen Trip hatte ich tatsächlich noch nie gemacht: Wir fuhren erst von unserer Stadt mit dem Intercity nach Hamburg. Nach etwa zwei Stunden Fahrt ging meine Mutter mit mir in den Speisewagen, was wirklich ein spektakuläres Erlebnis war: Ich durfte mir eine Limo und eine Gulaschsuppe bestellen und während draußen viele weitere Stunden das ganze Land vorbeifuhr, aßen wir an einem gemütlichen, stoffgedeckten Tisch, auf dem eine kleine Lampe festgeschraubt war. Das hatte wirklich Stil.

Von Hamburg und dem großen Hafen, von dem mir mein Papa noch vorgeschwärmt hatte, konnte ich zumindest so viel erkennen, dass ich später in der Schule damit angeben konnte. In einem Bahnhof, der kurioserweise nicht Hamburg, sondern Altona hieß, ging es nach ein paar Minuten Wartezeit weiter mit einer Bummelbahn nach Cuxhaven. Dort empfing uns nach zwei weiteren Stunden Fahrt eine Comicfigur mit gestreiftem Hemd und Matrosenmütze, die freundlich von einem Schild heruntergrüßte. Ich fand das sehr nett – und bildete mir ein, das Meer zu riechen, obwohl ich ja nicht wissen konnte, wie das Meer roch. Auf jeden Fall sah ich die Vögel vom Poststempel wieder, die über dem Bahnhof ihre Runden drehten. Von dort aus mussten wir mit unserem Gepäck ungefähr zehn Minuten laufen, bis wir am Fähranleger angekommen waren. Dort waren noch viel mehr dieser Möwen und: das allererste Schiff, das ich in meinem Leben betreten sollte. Es war die Fähre nach Helgoland.

Doch die war im Gegensatz zum Intercity mit seinem eleganten Speisewagen eine einzige Enttäuschung! Ich hatte mir ein Schiff immer viel größer vorgestellt. Das Ding aber, das hier zur Abfahrt bereitstand, war höchstens so lang wie eine Straßenbahn bei uns zu Hause – und hatte als einzige Attraktion ein winziges, mit hellblau gestrichenem Holz eingerichtetes Restaurant über dem Stockwerk, auf dem man sein Gepäck ablegen musste. Wir stellten die Koffer in eines der Fächer, gingen die Wendeltreppe hinauf, setzten uns an einen der Plastiktische, und meine Mutter bestellte bei der Frau an der Glasvitrine ein Paar Wiener Würstchen, eine Dose Fanta und einen Tee. Außer uns beiden waren kaum andere Passagiere an Bord. Und die wenigen, die da waren, hatten kein Gepäck dabei, sondern allenfalls Einkaufstüten oder Aktentaschen. Nahezu alle Männer trugen Vollbärte und dunkelblaue Mützen und tranken Bier.

Eine gute Stunde später hing ich über der Kloschüssel und musste mich übergeben! Das bescheuerte Minischiff war mittlerweile ordentlich weit vom lachenden Matrosenjungen entfernt. Es schaukelte, wie ich es bislang nur von den ganz wilden Sachen auf dem Rummelplatz kannte, die ich aber nicht fuhr, weil mir dann immer schlecht wurde! Alles, was ich den Tag über zu mir genommen hatte, kam in umgekehrter Reihenfolge wieder raus. Zuerst das Wiener

Würstchen von eben, dann die Laugenbreze vom Bäcker im Bahnhof von Altona, die Gulaschsuppe aus dem Speisewagen. Und ganz am Ende schmeckte ich sogar noch ein bisschen von dem Spasti-Spray, das ich heute nach dem Aufstehen zum letzten Mal gebraucht hatte, weil bei uns im Garten der Rhododendron aussah, als hätte man einen Eimer lila Farbe über ihn drübergeschüttet.

Nach weiteren zwei Stunden – es war früher Abend geworden – hatten sich die Nordsee und mein Magen einigermaßen beruhigt. Ich versuchte, auf dem Aussichtsdeck herauszufinden, ob die Luft wirklich so gut war, wie von Dr. Hofmeister neulich behauptet. Ich atmete tief ein und fühlte mich, als hätte ich einen Eiswürfel im Ganzen verschluckt. Ob die Luft besser sein würde als bei uns zu Hause, konnte ich nicht einschätzen. Ganz sicher war sie vor allem: saukalt! Obwohl auch hier oben Ostern beinahe bevorstand, fühlte es sich an, als feierten sie hier morgen Weihnachten. Und ich hatte immer gedacht, an Ostern würde überall schon Frühling sein.

Ich bemühte mich, unser endgültiges Reiseziel in der Dämmerung zu entdecken. Doch das, was ich erkannte, war nur ein klitzekleines Stück Erde, das flach wie ein Wiener Schnitzel aus dem Wasser ragte und das an seiner Vorderseite etwas niedriger war als weiter hinten. Das konnte unmöglich dieses Helgoland sein.

„Sehr geehrte Passagiere, in wenigen Minuten erreichen wir Helgoland. Vielen Dank, dass Sie mit der Friesenfähren AG gefahren sind. Wir wünschen Ihnen einen angenehmen Aufenthalt. Auf Wiedersehen", dröhnte es aus dem Lautsprecher.

Kurz danach legten wir an einem Sandklumpen an, der vor der Hauptinsel mitten im Wasser lag. Von dort aus mussten wir Passagiere in einige noch viel kleinere Boote klettern, die von vollbärtigen Männern mit dunkelblauen Mützen gesteuert wurden und die uns dann ein paar Minuten zum eigentlichen Helgoland hinüberschaukelten. Ganz kurz, bevor ich wieder brechen musste, hatten wir es geschafft. Wir kämpften uns mit unseren Koffern aus der wackeligen

Nussschale, standen vor einem Spalier drolliger kleiner und quietsch-bunter Häuser, einer Imbissbude, einem sehr kleinen Krankenhaus und einem großen Schild, auf dem „Welkoam" geschrieben stand, was immer das heißen sollte. Neben dem Schild stand ein vollbärti-ger Mann mit einem Handkarren, einer dunkelblauen Mütze und einer Pfeife im Mund. Da wir die einzigen beiden Ankömmlinge mit Koffern waren, wandte sich der Mann uns zu und blieb kurz vor mei-ner Mutter stehen.

„Wir müssen zum Kurhaus Dünenblick", sagte sie. „Können Sie uns dorthinbringen?"

„Jo", nickte der Mann und nahm ihr die Koffer ab.

„Ich nehme an, wir laufen?", fragte meine Mama.

„Siehsteirgendwonauto?", antwortete der Mann, wuchtete die Kof-fer auf den Karren, und wir folgten ihm.

„Ist aber ganz schön frisch hier bei Ihnen", bemerkte Mutter noch.

„Kannstemansosagen", nuschelte der Mann.

Offenbar waren die Einheimischen keine Freunde vieler Worte, was aber nicht weiter schlimm war, denn ich hatte mich bereits vor-her damit abgefunden, hier keinen Ferienfreund kennenzulernen wie beispielsweise Christopher in Südtirol. Meine Eltern versicherten mir nämlich während der Reisevorbereitungen mehrfach, dass Mama und ich um diese Jahreszeit nahezu alleine auf der Insel blei-ben würden, wenn die wenigen Tagestouristen wieder gegangen wa-ren. Ich sah mich konzentriert in der beginnenden Dunkelheit um. Nun konnte ich mir zumindest etwas genauer vorstellen, wie groß zwei Quadratkilometer waren. Es gab zwar offenbar noch einen obe-ren Teil dieses Helgolandes, denn etwas weiter hinten, in einer Art Tunnel, konnte ich lesen, dass ein Fahrstuhl dorthin führte. Doch ohne dass ich mehr vom Leben auf dem Deckel dieser sonderbaren Insel erkennen konnte, wusste ich, dass mein Vater wahrscheinlich mit seiner Annahme recht hatte: Drei Wochen konnte man es hier ohne Langeweile nicht aushalten. Wie sollte das gehen?

Um es kurz zu machen: Es ging nicht! Wer jemals auf Helgoland war, der weiß, dass man auf das Ding mit einem Butterschiff einen passablen Tagesausflug machen kann. Man kann dann zum Beispiel nach der Ankunft in eines der sehr vielen Lokale im Unterland gehen, sich dort ein Bier oder einen dieser Rumkaffees reinziehen, dann mit dem Aufzug ins Oberland fahren, dort in eines der vielen Lokale gehen, sich ein Bier oder einen Rumkaffee reinziehen und überlegen, ob man einmal den Rundweg in Angriff nimmt, der einen an der Steilküste entlang an einem kleinen Leuchtturm vorbei bis zur „Langen Anna" führt. Die „Lange Anna" ist das Wahrzeichen der Insel, ein schmaler, roter Buntsteinblock, der recht ungelenk aus dem Wasser aufragt. Dort steht man dann mit gefühlt etwa hundert anderen Tagestouristen, macht ein paar Fotos und läuft wieder zurück. Oder man lässt sich von einem vollbärtigen Mann mit blauer Mütze erklären, dass die „Lange Anna" das Brutgebiet für Vogelarten namens Basstölpel und Trottellumme ist. Kein Witz! Das Ganze dauert etwa eine halbe Stunde. Dann ist man durch, und es bleiben wieder nur die vielen, vielen Lokale im Ober- oder im Unterland, um die Zeit totzuschlagen.

Der bärtige Mützenmann zog unser Gepäck zu besagtem Fahrstuhl und stieg mit ein. Da er auch nach dem Aussteigen und während des etwa fünfminütigen Fußmarsches zum „Kurhaus Dünenblick" kein einziges Wort mehr von sich gab, war er mir inzwischen doch ein wenig unheimlich.

„Herzlich willkommen im Kurhaus Dünenblick. Ich hoffe, Sie hatten eine angenehme Anreise?", fragte die Frau an der Rezeption, als sie uns den Schlüssel für die Zimmernummer 18 aushändigte, die auf einem Anhänger eingestanzt war, der die Form eines Leuchtturms hatte.

„Ja, vielen Dank", sagte meine Mutter.

Nein, ganz und gar nicht, dachte ich noch mit Grausen an mein Erlebnis auf dem Schiffsklo.

Die Dame machte einen etwas aufgeschlosseneren Eindruck als der Gepäckmann. Wohl fühlte ich mich trotzdem nicht. Die Empfangshalle konnte man nicht mit denen vergleichen, die ich von den Hotels her kannte, in denen wir bislang unsere Ferien verbrachten. Im Vergleich zu dem einladenden, hellen Holz, das in Südtirol praktisch überall verbaut war, sah es hier aus wie in einer Behelfsunterkunft für Schiffbrüchige. Es war dunkel und muffig und alt, und an den Wänden hingen Ölbilder von Leuchttürmen, die von bedrohlich hohen Wellen umspült wurden. Die beherrschende Farbe war blau, denn vom Tresen bis zur Decke war alles in diesem Ton gestrichen.

Wir gingen zu Nummer 18, die sich im Erdgeschoss am Ende des Ganges befand, und bekamen erstmal einen kleinen Schrecken: Das Schlafzimmer, in dem wir übernachten sollten, war vielleicht halb so groß wie mein Kinderzimmer, und die beiden Betten waren aufgrund der räumlichen Enge in T-Form angeordnet. Im Wohnraum befand sich eine kleine, in Blau gehaltene Küchenzeile, ein blauer Esstisch mit zwei Korbstühlen, ein blaues Sofa sowie ein Fernseher, dessen Bildschirm nicht größer war als eine Hülle meiner Pumuckl-Schallplatten. An den Wänden hingen auch hier Ölbilder von Leuchttürmen. Bevor ich mir aber Gedanken machen konnte, was uns die kommenden Tage erwarten würde, legte ich mich in den Oberstrich des Schlaf-Ts, den meine Mutter für mich auserkoren hatte, und schlief ein. Es war doch ein bisschen viel für mich gewesen.

Am nächsten Morgen offenbarte sich dann die ganze Eintönigkeit des „Kurhaus Dünenblick": Es hatte weder ein Schwimmbad, noch eine Liegewiese, eine Tischtennisplatte oder sonst etwas, was man zur Ablenkung hätte nutzen können und was ich an unseren bisherigen Hotels so schätzte. Es hatte nicht einmal einen Dünenblick! Zumindest unser Zimmer nicht, weil sich vor der Terrasse eine etwa zwei Meter hohe Dornenhecke auftürmte.

Wir machten uns auf den Weg in den Ort, um uns etwas umzusehen. Bereits nach einer Weile hatte ich das Gefühl, dass jeder dieser vollbärtigen, blaue Mützen tragenden Helgoländer mindestens ein Restaurant, eine Kneipe oder ein Café betreiben musste, so viele entsprechende Lokale gab es hier. Der andere Geschäftszweig der Insel waren kombinierte Zigarettenparfümnippesläden, von denen es allerdings nicht ganz so viele gab wie Gastwirtschaften. Nach einiger Zeit stellte sich heraus, dass beide Branchen eine perfekte Symbiose miteinander eingegangen zu sein schienen: Ich bemerkte, dass die wenigen Tagestouristen, die von dem kleinen Schiff stets gegen 11 Uhr vormittags auf der Insel abgeliefert wurden, zunächst in eines der Lokale gingen und dort ein Bier oder einen Rumkaffee tranken. Nach einiger Zeit gingen sie dann in einen der Zigarettenparfümnippesläden und kauften ein. Mit ihren vielen Tüten setzten sie sich dann wieder in eines der Lokale und tranken Bier oder Rumkaffee und warteten, bis das Schiff sie am Nachmittag wieder zu dem lachenden Matrosenjungen zurück an Land brachte.

Ich dagegen musste hierbleiben und zusammen mit meiner Mutter die Tage irgendwie herumbekommen – und die Abende auch. Viel schwerwiegender aber als das blaue Zimmer im Kurhaus mit dem irreführenden Namen oder die mangelnden Freizeitmöglichkeiten wog dabei die Tatsache, dass es keinerlei Ablauf gab, der dem Aufenthalt eine Struktur verlieh. Mein Vater plante unsere Urlaube stets mit der Gewissenhaftigkeit eines professionellen Reiseleiters, sodass wir nach dem Frühstück keine Zeit zu verlieren hatten, um unser vorgesehenes Pensum zu schaffen. Wir fuhren üblicherweise etwa mit dem Auto zu einer Bergbahnstation in der nahen oder auch nicht so nahen Umgebung, nahmen den Lift hinauf, wanderten anschließend wieder herunter, kehrten auf der Rückfahrt irgendwo zum Kaffeetrinken ein und gingen später im Hotel schwimmen oder Tischtennisspielen oder beides. Danach gab es noch das Abendessen, der Tag war vorüber und ich erschöpft, aber glücklich.

Hier auf Helgoland gab es keine Bergbahn, keinen Lift und vor allem keinen Papa. Und ich war außerdem wenigstens davon ausgegangen, dass mir umfassend geholfen werden sollte, damit ich künftig nicht mehr auf das teure Spasti-Spray angewiesen wäre und möglichst bald wieder mit meinen Eltern in Südtirol Urlaub machen könnte, ohne anzuschwellen. Also würde ich, so dachte ich wenigstens, eine Reihe bedeutender Behandlungen bekommen, um diese seltsame Allergie loszuwerden. Immerhin war dies doch eine Kur, und von meiner Großmutter wusste ich, dass sie wegen ihrer schlimmen Rückenschmerzen Jahr für Jahr nach Bad Gastein fahren durfte. Dort kümmerten sich dann von früh bis spät eine ganze Menge Menschen um sie. Meine Oma durfte dort sogar alle zwei Tage für eine Viertelstunde in einem Wasser baden, das aus einem Atomkraftwerk stammte oder so ähnlich. Jedenfalls war das höllengefährlich und nannte sich ebenfalls „Kur". Ich war mir ganz sicher, dass das Ganze abwechslungsreich und nachhaltig beeindruckend sein musste, denn sie erzählte meinen Eltern und mir stets sehr viel davon, wenn wir sie von dort abholten. Hier aber war ich von Bädern in Teufelswasser, von denen ich zu Hause erzählen hätte können, mindestens ebenso weit entfernt wie Helgoland von der Küste.

„Der Klassiker", sagte Dr. Petersen, als er mich am Montag nach unserer Ankunft von vorne und von hinten mit seinem eiskalten Abhördingsbums abgehört hatte. Er las die Unterlagen, die meine Mutter ihm aushändigte und die von der Krankenkasse und Dr. Hofmeister stammten, und seine zuvor faltige Stirn entspannte sich. Er trug zwar keine dunkelblaue Mütze, aber natürlich hatte er einen Vollbart.

„Die drei Wochen hier oben bei uns in der frischen Luft werden dem Lütten gut tun."

Ich verstand nicht, was er damit meinte. Vielleicht war das Wort der Helgoländer Ausdruck für einen Schwigel. Egal – bei Dr. Petersen jedenfalls handelte es sich um einen „Kurarzt". So erklärte es mir zumindest meine Mutter – und so stand es auch auf seinem Praxisschild, soweit ich das entziffern konnte. Aber dieser Kurarzt verschrieb mir rein gar nichts davon, was der Kurarzt in Bad Gastein meiner Oma immer verschrieb. Gut, ich hatte auch keine Rückenschmerzen, außer wenn ich beim Klettern versehentlich eine dumme Bewegung machte. Aber so eine Kur auf Helgoland konnte doch keine andere Bedeutung haben als eine Kur in Bad Gastein. Irgendetwas musste dieser Dr. Petersen mir doch verordnen, sonst machte das alles hier in meinen Augen keinen Sinn. Aber am Ende seiner sehr lustlosen Untersuchung schickte er uns mit ein paar warmen Worten einfach wieder nach draußen in die Kälte. Ich bekam keine Behandlung. Ich bekam nur: frische Luft.

„Na dann atme mal tief durch", sagte meine Mutter und lächelte. „Das ist jetzt Deine Kur."

Ich konnte es kaum glauben. Um ein- und wieder auszuatmen hätte ich doch nicht mit meiner Mutter zehn Stunden auf dieses Helgoland fahren müssen. Das hätte ich auch in Südtirol machen können oder wenigstens in Bad Gastein. Zugegeben: Ich atmete ja auch zu Hause ständig ein und aus, und in den letzten Wochen hatte ich dabei immer mal wieder ein seltsames Geräusch wahrgenommen, das aus meiner Brust zu kommen schien. Es klang ein wenig, als würde man eine Fahrradkette rückwärts im Leerlauf drehen. So, wie man es machte, wenn man mit dem Rad irgendwo stand, die Beine auf den Pedalen ließ und sich mit der Hand an einer Ampel oder einem Verkehrsschild festhielt. Aber immer, wenn ich zwei oder drei Sprühstöße meines orangefarbenen Freundes zu mir nahm, hörte das Geräusch wieder auf. Und solange das so war, konnte es nach meiner Ansicht auch nichts Schlimmeres bedeuten.

Meine Mama bemerkte meine Verunsicherung ob der unbefriedigenden Untersuchung. Sie erklärte mir, dass es hier so viel Sauerstoff gab wie nirgendwo sonst, dass man zusammen mit der Luft winzige Tröpfchen Meerwasser einsog, dass keinerlei Staub die Atemluft verunreinigte und erst recht keine Abgase und vor allem schon gar keine Pflanzen, die irgendetwas absonderten, was mich anschwellen und meine Brust Fahrrad fahren ließ. Das alles leuchtete mir durchaus ein: Es gab hier keine Autos, keine Fabriken und keinerlei Blumen oder Bäume. Stattdessen gab es Sand, Schilf, Wasser, Restaurants, Zigarettenparfümnippesläden und sonst nix. Mein Vater hatte schon recht: Für einen Urlaub war das ein bisschen wenig. Da wäre ich ja beinahe noch lieber in die Schule gegangen.

Aber es half alles nichts. Ich musste da jetzt durch. Und so spazierten wir tagaus, tagein um die Insel herum. Ich atmete gewissenhaft ein und aus – und zählte nebenbei die Stufen der Treppe, die man vom Unterland zum Oberland anstelle des Aufzuges nehmen konnte. Es waren 184! Ich atmete, malte mit meinen Fingern Muster in den Sand und beobachtete, wie der Wind das Muster wieder zerstörte. Ich atmete und bastelte kleine Gegenstände aus Schilfrohr, die ich dann von den Klippen warf. Ich atmete und betrachtete einen knapp ein Meter großen Bronzebären, der die Aufschrift „Berlin 456 km" trug. Ich atmete und atmete und atmete. Und wünschte mir, dort zu sein, wohin der Bär blickte – obwohl ich noch nie in meinem Leben in diesem Berlin war und das Wort immer nur in irgendwelchen Nachrichtensendungen hörte. Aber es musste ein großer Ort sein, denn es war im Fernsehen immer die Rede von zwei Hälften. Was würde ich dort alles erleben können, in einer Stadt, von der jede Hälfte so riesig und so wichtig war, dass sie in den Nachrichten vorkam! Helgoland hatte ich dagegen noch nie im Fernsehen gesehen, weder den oberen Teil, noch den unteren!

Hier kamen wir stattdessen jeden Tag mindestens zwei Mal an dem blöden Bären vorbei und natürlich auch an der blöden „Langen Anna" und jedem einzelnen blöden Lokal und jedem einzelnen blöden Zigarettenparfümnippesladen. Mittags bestellten wir irgendwo eine heiße Schokolade für mich und für meine Mutter einen Tee. Nach einer Woche hatten wir keine Lust mehr auf heiße Schokolade und Tee. Also trank ich eine Apfelschorle und meine Mutter einen Rumkaffee. Abends kochte sie uns etwas in der blauen Küchenzeile, dann spazierten wir noch zu einer Telefonzelle ein paar Hundert Meter vom „Kurhaus Dünenblick" entfernt und riefen meinen Papa an. Ich atmete und sprach mit ihm und musste weinen, weil ich ihn vermisste, was das Atmen gleich ein bisschen schwerer machte.

Allerdings schien Dr. Petersen nicht ganz unrecht gehabt zu haben: Die Luft hatte sehr wohl eine gewisse positive Wirkung auf meine Allergie. Es klapperte nicht mehr in meiner Brust, seitdem wir hier waren. Ich brauchte auch das Spasti-Spray nicht. Und ich bildete mir ein, regelrecht fühlen zu können, wie sich die Luft in meinem ganzen Körper ausbreitete. Aber vielleicht lag das auch nur daran, dass es noch immer schweinekalt für diese Jahreszeit war und der Wind so heftig über die Insel pfiff, dass man es den ganzen Tag hören konnte. Wenigstens regnete es nicht.

Auf alle Fälle schien ich nach und nach wieder gesünder zu werden. Und falls das wirklich so war, dann hatte sich der Quatsch hier doch gelohnt. Wenn unser Aufenthalt auf der Gefangeneninsel vorbei war, dann würden wir wieder in die Berge fahren können, vielleicht schon in diesem Herbst. Dafür war ich bereit, die Langweile in Kauf zu nehmen. Also atmete ich eifrig weiter, so wie es mir vom Kurarzt aufgetragen worden war, ging mit meiner Mutter einmal täglich in eines der Lokale im Unter- oder im Oberland, drehte mit ihr unsere Runden am Leuchtturm vorbei bis zur Langen Anna und war bereits drauf und dran, Helgoland in mein Herz zu schließen – da waren die drei Wochen tatsächlich vorbei. Wir hatten es geschafft! Ich durfte wieder nach Hause!

Kapitel 4

Ein unerwarteter Umzug

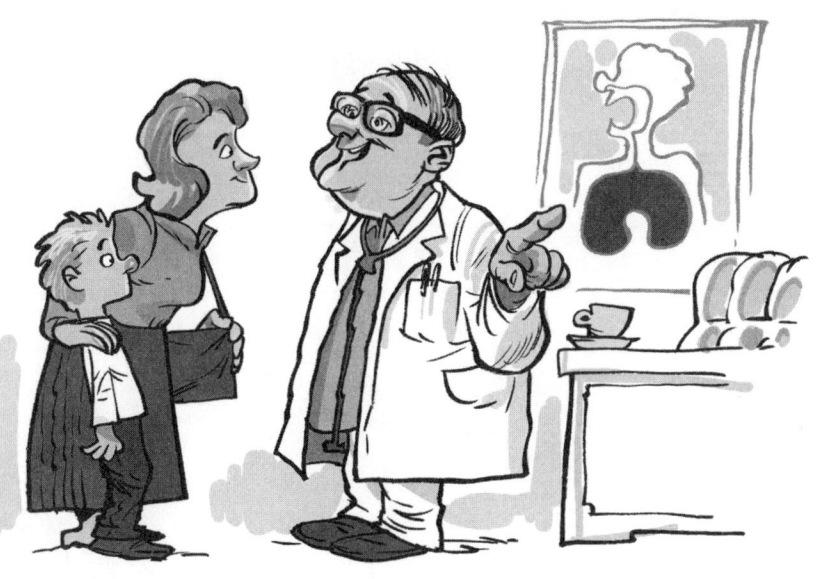

r. Hofmeister hatte seine unschöne Angewohnheit, sich nicht besonders verständlich auszudrücken, leider immer noch nicht abgelegt. Als er mich einige Zeit nach unserem Besuch auf der versehentlich nicht gesprengten Nordseeinsel nach der schon fast zur Gewohnheit gewordenen Spritze noch routinemäßig untersuchte, warf er mal wieder mit ein paar seltsamen Begriffen um sich, auf die ich mir keinen Reim machen konnte. Außerdem verkündete der Mann mit dem unerschöpflichen Vorrat an Fremdwörtern und Einwegkanülen, demnächst mit seiner Praxis umziehen zu wollen.

Offenbar wollte er innerhalb des Hauses vom Erdgeschoss in ein anderes Stockwerk ausweichen, was in meinen Augen bitter nötig war: Die bunten Comicfiguren, die überall an den Wänden prangten – offenbar um mich und meine Altersgenossen irgendwie zu beruhigen – sahen nicht wirklich aus wie die Originale: Die Biene Maja im Wartezimmer wirkte eher wie ein, nun ja, zurückgebliebenes Kind in einem gelb-schwarzen Pullover, der Popeye im Eingangsbereich besaß weder Tätowierungen noch eine Pfeife, und der

Donald Duck im Behandlungsraum II blickte mit dem Schnabel und dem Körper einer Mastgans auf die kleinen Patienten. Diese durch und durch unprofessionelle Gestaltung war auch Dr. Hofmeister wohl bewusst. Aber nachdem, wie er uns einmal erzählte, seine Frau persönlich kurz vor der Eröffnung zum Pinsel gegriffen hatte, traute sich niemand, die massiv verunstalteten Helden unserer Kindheit zu kritisieren – und er erst recht nicht. Vielleicht wäre der geplante Umzug eine gute Gelegenheit, diese Misere zu korrigieren.

Gute sechs Wochen waren seit meiner Atem-Kur auf Helgoland nun vergangen. Die ersten paar Tage, nachdem mein Vater uns endlich vom heimischen Bahnhof abgeholt hatte, ging es mir wunderprächtig, wie Fred Feuerstein zu sagen pflegte, der in einer extrem hageren Version in Behandlungsraum I prangte. Auf das im Vorabendprogramm des ZDF ausgestrahlte Vorbild musste ich zuvor im „Kurhaus Dünenblick" ebenfalls verzichten, weil wir dort nur ein mir unbekanntes Programm namens NDR hereinbekamen, das allem Anschein nach wahlweise von einem Walross oder unverständlich sprechenden Menschen moderiert wurde und noch dazu ein ziemlich schlechtes Bild abgab, wenn der Wind stark blies – was eigentlich immer der Fall war. Abgesehen davon, dass es nach unserer Rückkehr auch zuhause für die Jahreszeit deutlich zu kühl war, freute ich mich also nicht nur auf anständiges TV-Angebot mit drei Sendern und echten Menschen, die ich auch verstand, wenn sie in der Glotze sprachen!

Ich freute mich aber auch auf all meine lieb gewonnenen Alltäglichkeiten, die auf diesem Keks von einer Insel nicht möglich waren: Ich ging nach der Schule zum Klettern in den Wald, traf mich mit meinen Freunden zum Staudammbauen am Bächlein, das den Anger hinter unserem Wohnviertel durchquerte, oder spielte Fußball auf der kleinen Rasenfläche vor der Kirche. Durch diese Aktivitäten bemerkten wir Kinder schon mal nicht, dass der Sommer nicht in Gang kommen wollte.

„Übertreib es nicht", mahnte meine Mutter immer wieder und sah mich besorgt an.

„Bestimmt nicht", lachte ich jedes Mal zurück, rannte nach draußen und fragte mich, warum sie sich überhaupt noch Sorgen machte. Ich war doch wieder gesund – um zu dieser Einschätzung zu kommen, musste man kein Arzt sein! Dieser unschöne Südtirol-Zwischenfall würde eine einmalige Episode meiner Kindheit bleiben, an die ich mich in ein paar Jahren höchstwahrscheinlich nicht einmal mehr erinnerte. Und an die unzähligen Inselumrundungen auf dem windigen Helgoland schon gar nicht. Nicht umsonst hatte ich drei praktisch fernsehfreie, langweilige Wochen eine vom Arzt verordnete, mit Meerwassertropfen angereicherte, staub- und dreckfreie Luft eingeatmet auf Teufel komm raus. Obwohl sie nicht besonders viel Abwechslung hatten, waren die vielen vollbärtigen Menschen mit den blauen Mützen (und ihre wenigen Frauen natürlich) wenigstens in dieser Hinsicht zu beneiden: Dank ihrer medizinisch anerkannten Wunderluft würden sie sicherlich nie krank werden!

Mein Vater wälzte derweil eine Menge Reisekataloge und begann, den kommenden Spätsommerurlaub zu planen. Mutter versuchte zwar, ihn in seinem Tatendrang etwas einzubremsen, aber erstens war er viel später dran als sonst. Und zweitens hatte ihm die dreiwöchige Trennung von seiner Familie schwer zugesetzt: In seinem Kummer war er jeden Tag mit seinen Freunden unterwegs gewesen, nur um nicht alleine zu Abend essen zu müssen und hatte ungefähr fünf Kilo zugenommen. Es war Zeit, dass auch er sich anständig erholte. Und so fand ich es nur gut, dass er sich mit alternativen Reisezielen zu Südtirol befasste – das hatte meine Mutter sicherheitshalber wenigstens für heuer dann doch aufgrund der Erfahrungen im Vorjahr verboten. „Toskana" konnte ich auf einem der Prospekte lesen und „Elsaß". Ich wusste selbstverständlich nicht, wo diese beiden Länder lagen, aber es schien dort auf jeden Fall den Katalogfotos zufolge ein paar Berge zu geben, und es klang doch schon mal nach großer, weiter Welt.

In den letzten Tagen vor dem turnusmäßigen Besuch bei Dr. Hofmeister allerdings schien die Wirkung der Wunderluft leider ein wenig nachzulassen. Die Fahrradkette machte sich hin und wieder in meinem Brustraum bemerkbar. Ich musste das Spasti-Spray inzwischen wieder fast jeden Tag benutzen. Dabei war es seit Pfingsten endlich draußen wärmer geworden. Ich schob die Geräusche und den Sprayverbrauch auf eine vorübergehende Irritation meiner Atemwege wegen des ständigen Wetterwechsels. Andere Leute um mich herum waren gerade auch erkältet. Vielleicht rasselte es bei denen auch irgendwo unterhalb der Rippen und ich bekam das nur nicht mit. Konnte ja sein.

Dr. Hofmeister setzte sich auf seinen Drehhocker und schob sich direkt vor mich hin.

„Hat es Dir denn gefallen an der Nordsee?", fragte er und schob seine Brille auf die Nasenspitze. Ich fand die Frage ziemlich komisch. Wenn er regelmäßig solche Kuren verschrieb, dann musste er doch wissen, dass es für Kinder auf Helgoland ähnlich spannend war wie für Ärzte auf einem Kongress für Staubsaugervertreter. Aber er ließ nicht locker.

„Sag schon, wie fandest Du es dort?"

„Na ja, echt langweilig", antwortete ich. „Warum?"

„Wir müssen noch ein paar zusätzliche Maßnahmen ergreifen. Deine Bronchien sind ziemlich angegriffen. Die Luft hat Dir gut getan, aber das war leider nicht genug."

Mir wurde ganz heiß, und ich wollte dringend wissen, was er damit meinte, konnte aber gerade nichts sagen.

„Was meinen Sie damit, Herr Doktor?", assistierte dankenswerterweise meine Mutter und ihrem bangen Blick nach zu schließen, rechnete ich schon beinahe damit, dass mein Arzt ihr gleich mitteilen würde, dass ich noch zwei Wochen zu leben hätte.

„Nun, bis jetzt sind wir ja nur von einer kleinen Heuschnupfenallergie ausgegangen."

Das konnte ich bestätigen.

„Und?", fragte meine Mutter. „Und?", dachte ich auch.

„Wie ich vorhin schon angedeutet habe: Allem Anschein nach droht bei Ihrem Sohn ein Etagenwechsel, wenn wir nicht schnell gegensteuern."

Ich verstand mal wieder gar nichts mehr. War es nicht Dr. Hofmeister, der in ein anderes Stockwerk umziehen wollte? Bei uns zu Hause gab es neben dem Erdgeschoss ja nur einen ersten Stock, und in dem befand sich mein Zimmer. Ganz oben war der Dachboden, da konnte ich unmöglich hin.

„Was heißt das genau?", fragte meine Mutter nach.

„Das heißt, dass Ihr Sohn seine Allergie im Grunde schon deutlich länger in sich haben muss als erst seit vergangenem Herbst. Nur haben wir alle das nicht bemerkt und vielleicht jedes Mal gedacht, dass er eben erkältet ist, wenn ihm mal wieder die Nase lief oder seine Augen geträt haben." Er setzte seinen ernstesten Medizinerblick auf und schob die Brille so weit nach vorne, dass sie fast von der Nase fiel. Ich war fassungslos. Wir alle haben das nicht bemerkt? Sagte er wirklich: wir alle? Der Typ hatte sie ja wohl nicht alle! Wer hörte mich denn jedes Mal ab, wenn ich eine Erkältung hatte, und sagte danach mit der beiläufigen Gewissheit eines superschlauen Arztes mit ein paar Jahrzehnten Berufserfahrung, dass man das mit einem Retterspitz-Umschlag und ein paar Tassen heißer Zitrone wieder in den Griff bekam? Das war ja wohl er! Und wenn er nicht bemerkte, dass das keine Erkältung war, sondern diese beknackte Allergie, dann hatte er wohl seinen Beruf verfehlt. Wir alle! Dass ich nicht lachte!

„Naja, dieses Gebiet ist für mich auch noch ein gewisses Neuland. Da wird ja noch wie verrückt herumgeforscht", rechtfertigte sich Dr. Hofmeister, als hätte er meine Gedanken lesen können. Aber das konnte er bestimmt nicht, wenn er nicht einmal einen Schnupfen von einer solch schwerwiegenden Erkrankung unterscheiden konnte.

„Jedenfalls ist durch diese schlimme Sache in Südtirol der Heuschnupfen offenbar voll ausgebrochen. Dass das nochmals passiert, das wollen wir doch nicht. Und wenn wir nicht schleunigst etwas dagegen tun, dann rutscht der ganze Schlammassel von den oberen Atemwegen in die unteren. Eben in die Bronchien. Deshalb nennen wir das einen Etagenwechsel."

Ich wusste bis dahin gar nicht, dass ich außer meiner Lunge noch andere Sachen hatte, mit denen ich atmen konnte. Das war doch im Prinzip eine prima Sache.

„Und dann kriegt er Asthma!"

Dieses Wort traf mich allerdings wie ein Keulenschlag! Im Gegensatz zu den allermeisten Fachbegriffen, mit denen weiß gekleidete Berufsangeber wie Dr. Pircher, Dr. Petersen oder eben Dr. Hofmeister gerne um sich warfen, konnte ich mit dieser Bezeichnung sogar etwas anfangen, obwohl ich erst knapp acht war. Das wiederum lag an unseren Nachbarn.

Herr Dornfelder war ein netter, älterer Mann, der mit seiner ungefähr gleichaltrigen Frau schon in dem Haus neben unserem wohnte, bevor meine Eltern dort einzogen. Die beiden Dornfelders hatten keine Kinder und auch keine Haustiere, fuhren nie in den Urlaub und waren äußerst zuverlässig, wenn es darum ging, bei uns nach der Post zu sehen oder sich um die Blumen zu kümmern, wenn wir nicht da waren. Wie alt Herr und Frau Dornfelder genau waren, wusste ich nicht. Aber sie arbeiteten beide nicht mehr, und irgendwann bekam ich mit, dass er wohl früher bei der Deutschen Bundesbahn angestellt war. So alt wie meine Oma allerdings waren Herr und Frau Dornfelder noch nicht.

Jeden Tag, wenn ich früher zum Kindergarten und seit einem Jahr dann zur Schule ging, stand Herr Dornfelder am Schlafzimmerfenster im ersten Stock, neben sich sein großes, schwarzes Zigarettenetui. Er blickte freundlich zu mir hinunter, winkte mir zu und rauchte.

Wenn ich wieder nach Hause kam, stand er am Küchenfenster im Erdgeschoss, neben sich sein großes, schwarzes Zigarettenetui. Er blickte freundlich zu mir herüber, winkte mir zu und rauchte. Wann immer ich unser Haus verließ oder zurückkehrte, stand irgendwo Herr Dornfelder herum und rauchte. Ich hatte, das konnte ich mit Fug und Recht behaupten, Herrn Dornfelder noch nie in meinem ganzen Leben ohne eine Zigarette in der Hand gesehen. Selbst als der Notarzt Herrn Dornfelder eines Tages abholte, weil er im Haus zusammengebrochen war, rauchte er noch eine Kippe, bevor er mit letzter Kraft in den Rettungswagen kletterte. Nach seiner Rückkehr aus dem Krankenhaus rauchte er nicht mehr. Nur das Zigarettenetui stand nach wie vor von innen ans Schlafzimmerfenster gelehnt. Man konnte es von unten sehen.

Ich hatte keine Ahnung, ob die Sache mit diesen Zigaretten gut oder womöglich schlecht war. Meine Eltern rauchten nicht – meine Mutter hatte das ohnehin noch nie gemacht, und mein Vater hörte mit dem Tag meiner Geburt auf. Aber mein Onkel Herbert rauchte ebenfalls sehr viel, und wenn er bei uns zu Gast war, dann konnte man nach zwei Stunden nur noch an der Stimme erkennen, wer im Wohnzimmer wo saß! Allerdings nahm nie einer der Anwesenden Herbert auf die Seite und sagte zu ihm, dass er gerade etwas tat, was ihn krankmachen würde. Und ich musste zugeben, dass ich den Geruch einer Zigarette eigentlich ganz gut leiden konnte, zumindest solange mein Onkel ihn erzeugte. Erst einen Tag später, wenn der Rauch dann kalt und muffig in der Raumluft hing und in den Gardinen, mochte ich ihn nicht mehr.

Als Herr Dornfelder von einem recht jungen, langhaarigen Mann in einem Rollstuhl den Gang zu unseren Häusern entlanggefahren wurde, erklärte mir meine Mutter, dass seine Lungen durch die ganze Qualmerei vollkommen hinüber seien und dass es an ein Wunder grenzte, dass er keinen Krebs hatte, sondern nur Asthma – wenn auch in einer schweren Form. Auch wenn ich nicht verstand, was ein

Krebs in diesem Zusammenhang sein sollte, machte das die Sache nicht besser, fand ich. Denn Herr Dornfelder trug nun einen Kasten auf der Brust, der ungefähr so groß war wie vier seiner geliebten Zigarettenschachteln und der mit einem Band um seinen Hals gehängt werden musste, damit er ihn nicht verlor. Aus dem Kasten führten zwei transparente Plastikschläuche in die Nase, wobei ein Schlauch fast durchsichtig war, während der andere einen eher gelblichen Inhalt zu haben schien. Und als sei das nicht schon umständlich genug, verband auch noch ein größerer Schlauch den kleinen Kasten mit einem viel größeren Kasten, den Herr Dornfelder hinter sich herzog, was man nun immer mitbekam: Dieser größere der beiden Kästen hörte sich nämlich an, als würde man versuchen, einen Autoreifen mit der Hand aufzupumpen, während der Kleinere dagegen alle zehn Sekunden einen schrillen Piepton von sich gab.

Das also war Asthma.

Ich fand das sehr ungerecht. Herr Dornfelder war ein bemitleidenswerter alter Mann mit seinen zwei Kästen, die auch noch einen solchen Krach machten. Aber wenn das mit den Zigaretten zusammenhing, die er immer im Mund hatte, dann war es doch nicht in Ordnung, wenn ich dieselbe Krankheit bekommen könnte, wie er – obwohl ich noch nie in meinem Leben geraucht hatte!

„Wir müssen auf jeden Fall mit den Spritzen weitermachen", sagte Dr. Hofmeister.

Das klang schon mal nicht gut. Aber ich hatte mich auf diese verflixten, verspritzten drei Jahre ja bereits eingestellt.

„Wir behandeln gegenwärtig als erste Maßnahme nur die Gräser. Ich würde sagen, wir sollten das Ganze auch auf die anderen Allergene ausdehnen, auf die er bei unserem Test damals so heftig reagiert hat. Auf Frühblüher zum Beispiel. Und dann dauert das natürlich entsprechend länger."

Ich ahnte, was kommt.

„Das bedeutet dann danach drei weitere Jahre Desensibilisierung, leider. Da muss er jetzt durch, unser kleiner Patient."

Meine Mutter strich mir über das Haar.

„Da musst Du jetzt durch, Schatz", sagte sie. Und dachte vielleicht: Sonst wird's am Ende noch so schlimm wie bei Herrn Dornfelder, und der Bub nervt uns mit seinen Krachmacherkästen genau so wie unser Nachbar seine arme Frau, die nicht mehr mit ihm in einem Raum schlafen konnte. Nicht nur wegen der ständigen Geräusche: Der große Kasten hatte zu allem Überfluss auch noch eine kleine, rote Kontrolllampe an der Oberseite, sodass es bei Dornfelders im Schlafzimmer nicht mehr richtig dunkel wurde. Und wenn es dunkel geworden wäre, dann wäre der große Kasten kaputt gewesen und mit ihm wahrscheinlich auch Herr Dornfelder.

Natürlich dachte meine Mama so nicht. Und natürlich wollte ich kein Asthma! Ich wollte auch nicht irgendwelche Kästen um den Hals hängen haben und hinter mir herziehen. Aber ich wollte ebenfalls keinen noch fünf unfassbare Jahre andauernden Spritzenmarathon, zumal die Einstiche bei mir immer nur sehr schlecht verheilten, weil ich an den Stellen, in die Dr. Hofmeister mit Vorliebe hineinstach, nur eine sehr dünne Haut besaß. Ich fand, dass ich in manchen Wochen aussah, als hätte man meine Arme als Pinnwand benutzt und Notizzettel aller Art auf ihnen befestigt und wieder entfernt.

Aber das war natürlich nur ein eher oberflächliches Ärgernis. Weitaus schwerwiegender wog die Tatsache, dass für jede Einzelne dieser Spritzen immer eine Menge Zeit draufging. Dr. Hofmeister, besser gesagt Fräulein Anita, achtete penibel darauf, dass ich exakt 30 Minuten nach der Spritze in der Praxis sitzen blieb, damit ich auf keinen Fall so aufquoll wie in Südtirol – und falls doch, damit ich notfalls versorgt werden konnte, vor allem aber, damit dem Arzt kein Ärger drohte wegen irgendeiner Aufsichtspflichtdingsbums. Die strenge Sprechstundenhilfe mit der schrillen Stimme stellte jedes Mal eine alte, weiße Küchenuhr, deren Ticken noch eintöniger war als der Rundweg über das Helgoländer Oberland. Ich hätte schwören können, dass die Eieruhr um mehrere Stunden nachging, so langweilig war die Warterei, die ich notgedrungen mit dem Blättern in uralten Fix und Foxi-Heften zu überbrücken versuchte, die ich mir freiwillig niemals gekauft hätte. Diese Warterei ging freilich wahlweise von meiner Baumkletter-, Staudammbau-, Fußballspiel- oder Fernsehguckzeit ab.

„Ja, und selbstverständlich sollte er weiterhin die Pollen meiden, so gut es geht", sagte Dr. Hofmeister. „Also nicht wieder im Herbst nach Südtirol, wenn das Heu abgeerntet wird", lachte er und hob dabei den Zeigefinger in die Luft. Ich fand das nicht lustig, und tatsächlich wurde auch mein Arzt umgehend wieder ernst:

„Denn wenn wir die Behandlung fortsetzen, dann sollten wir die äußeren Risiken so gering wie möglich halten. Und auch hier in unserer Stadt sollten wir jetzt ein bisschen vorsichtiger sein. Sie sagen, dass es in den letzten Wochen schlimmer geworden ist?"

Meine Mutter nickte.

„Dann gehen wir mal lieber nicht so oft nach draußen, solange das Wetter so trocken und warm bleibt", riet Dr. Hofmeister.

Nachdem ich mich einen winzigen Augenblick darüber wunderte, dass er manchmal meine Mutter ansprach, manchmal mich und manchmal sogar von „wir" redete, obwohl ich mir nicht vorstellen konnte, dass er auch an einer Allergie litt, wurde mir schlagartig eines klar: Mein Leben war im Prinzip vorbei: Ich durfte nicht nach draußen, wenn schönes Wetter herrschte? Das war ja, als verbiete man einem Fisch das Schwimmen! Oder einem Känguru das Hüpfen! Oder einem Kinderarzt das Dummdaherreden! Was nicht hieß, dass es nicht noch schlimmer kommen konnte.

„Am besten wäre es natürlich, wenn wir in diesem Jahr nochmals eine Kur machten. Er hatte dort oben ja keinerlei therapeutische Maßnahmen außer der Luft?" Wieder so ein Klugscheißerwort in meinem Beisein, das mich sauer machte.

„Nein, hatte er nicht", antwortete meine Mutter.

„Und Schwierigkeiten mit den Atemwegen hatte er auch keine?"

Klar hatte ich die nicht. Soweit ich als Betroffener den Sachverhalt überblickte, lag das grundsätzliche Problem darin, dass ich manche Sachen, die unsere liebe Natur das Jahr über so hervorbrachte, nicht vertrug. Und besonders schlimm schien es zu sein, wenn es draußen zu blühen anfing und wenn es aufhörte. Und dazwischen natürlich. Nur im Winter merkte ich bislang nicht, dass mein Körper auf äußere Einflüsse gereizt reagierte – und, zugegebenermaßen, auf Helgoland. Dort blühte schließlich rein gar nichts. Und gegen Sand, Buntsandstein und Schilf konnte man wahrscheinlich gar nicht allergisch sein. Aber nochmals in diesem Jahr zurück zu den Vollbärtigen, den Basstölpeln und den Trottellummen? Das hielt ich nicht aus.

„Nein, da ging es ihm die gesamten drei Wochen über richtig gut", sagte meine Mutter und lächelte.

„Das ist ein gutes Zeichen", sagte Dr. Hofmeister. „Dann bin ich zuversichtlich, dass wir das Asthma praktisch noch im Keim ersticken." Er lachte laut los.

Bevor ich mir überlegen konnte, ob ich das Wort „ersticken" in diesem Zusammenhang auch komisch finden konnte, fing er an, sich zahlreiche Notizen zu machen. Er verschrieb mir eine ganze Menge Rezepte und kramte dieselben Formulare hervor, die meine Mutter schon beim letzten Mal von ihm bekommen, irgendwo eingeschickt und schließlich Dr. Petersen mitgebracht hatte. Die beiden Erwachsenen unterhielten sich noch eine Weile. Auch wenn ich wie üblich nicht alles begriff, was sie zu bereden hatten, so war mir doch eines klar: Nur mit ein wenig ein- und ausatmen kam ich dieses Mal nicht davon.

Dr. Hofmeister hatte leider in meiner Kindheit keine wirklich gute Arbeit geleistet: Ich war nicht ständig erkältet gewesen, wie er jahrelang annahm. Meine im Prinzip ganzjährige tropfende Nase war, wie ich viel später erfuhr, das Ergebnis einer chronischen Rhinitis, die im Laufe der Zeit entstand, weil meine allergische Rhinitis nicht rechtzeitig behandelt worden war. Ob nun ein früherer Helgoland-Aufenthalt oder eine zeitigere Desensibilisierung verhindert hätte, dass ich mit der Natur auf Kriegsfuß stehe, lässt sich heute leider nicht mehr sagen. Chronisch kann der ganze Mist nämlich auch dann werden, wenn sich irgendwelche Bakterien in der Nase breitmachen und nicht erkannt werden. Oder, wenn man per se anatomische Hindernisse wie etwa Engstellen im Riechkolben hat.

Schwierig wird die Behandlung auch dann, wenn man das Pech hat, auf ganzjährige Allergene zu reagieren. Wer also nur die Birke im Nachbargarten als natürlichen Feind betrachtet, der hat weitaus größere Chancen, mit einem anständigen Experten an seiner Seite um einen Etagenwechsel genauso herumzukommen wie um ständige Kuraufenthalte in deutschen Seebädern. Wer aber von Januar bis Dezember aufpoppt wie ein Maiskorn in der Pfanne, wenn er in Berührung mit Schimmelpilzen oder Hausstaubmilben kommt, dem droht nicht nur der Etagenwechsel. Der sollte auch gleich die ganze Wohnung wechseln. Oder sie wenigstens umbauen lassen.

Kapitel 5

Kuren mit Kamillengeschmack

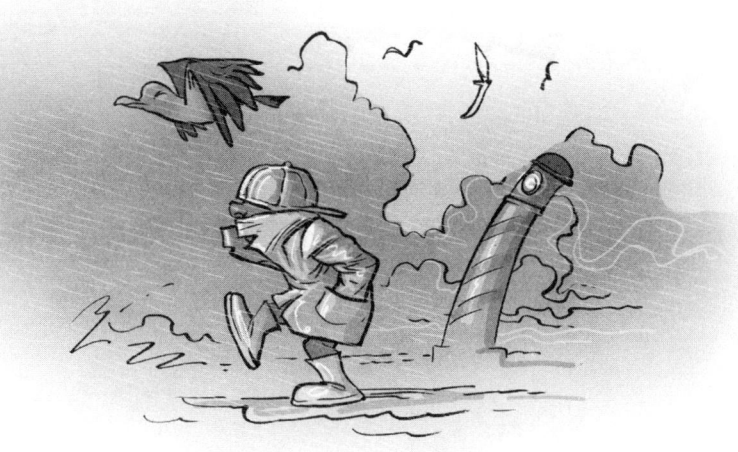

Zwar jammerte Dr. Hofmeister meiner Mutter gegenüber gerne mal, wie schlecht bezahlt er für meine Behandlung doch wurde: Für eine der Spritzen, die er mir seinerzeit erst im ein-, später im zwei- und schließlich im vierwöchigen Abstand wahlweise in den rechten oder den linken Arm rammte, bekam er angeblich gerade einmal fünf Mark und ein paar Zerquetschte von der Krankenkasse. Allerdings reichte das Zerquetschte in seinem Fall ganz offensichtlich immer noch für einen silbernen Porsche 911, eine Mitgliedschaft im Golfklub sowie zwei Familienurlaube auf der MS Europa pro Jahr, von denen er gerne und ausgiebig erzählte. Weil ich ihm darüber hinaus bis zu seinem Renteneintritt treu geblieben bin und die Warterei in seiner von grauenvollen Comicfiguren übersäten Siebzigerjahre-Gedächtnis-Praxis auch noch im fortgeschrittenen Teenageralter über mich ergehen ließ, dürfte alleine die schiere Anzahl meiner Ordinationen für eine schöne Weltreise gereicht haben. Kurzum: Ich war für Dr. Hofmeister schlichtweg eine Cashcow, weshalb er mich trotz seines dauernden Lamentos auch sehr gerne immer weiter behandelt hat.

In den letzten Jahren dagegen waren wir Allergiepatienten offenbar nicht mehr ganz so wohlgelitten bei der Ärzteschaft: Gemäß einer Analyse des Ärzteverbandes Deutscher Allergologen zogen sich immer mehr Fachärzte aus der Behandlung zurück – obwohl es immer mehr Patienten gäbe: Alleine von 2007 bis 2010 sank demnach die Zahl der behandelnden Praxen um ein Drittel, weil den Damen und Herren Doktoren die Honorare nicht reichten, welche die Kassen für eine Hyposensibilisierung oder ähnliche Maßnahmen überwiesen. Und tatsächlich: Viel ist das wirklich nicht! Mit knapp 500 Euro schlägt – auch dank der Selbstbeteiligung – ein solch langwieriger Behandlungszyklus zu Buche. Das ist geradezu ein Schnäppchen im Gegensatz zu den satten 5.000 Euro Kosten jährlich, die eine Studie des Uniklinikums Münster aus dem Jahr 2013 für einen chronischen Asthmatiker ergab, in diesem Fall auch noch ohne Selbstbeteiligung! Aber wirtschaftliche Logik war bekanntlich noch nie eine Stärke unseres Gesundheitssystems. Auch früher nicht, wie der Umgang mit dem Thema Kur bewies.

Zweifelsohne hatte das Schicksal meiner Oma übel mitgespielt. Meine Mutter und ihre Schwester kamen beide während des Zweiten Weltkrieges zur Welt – kurz bevor mein Großvater an der Ostfront versuchen musste, sein größenwahnsinnig gewordenes Vaterland gegen die Bolschewiken zu verteidigen. Da ihm und seinen Wehrmachtskameraden das, nun ja, nicht wirklich gelang, musste meine Oma ihre beiden Töchter nach dem Ende des Krieges alleine großziehen. Um einigermaßen über die Runden zu kommen, nahm sie alle möglichen Stellen an. Sie war Haushälterin und Köchin und Schneiderin und Putzfrau und vieles mehr – und manches auch gleichzeitig. Irgendwann, nach etlichen Jahrzehnten physisch höchst ungesunder Anstrengungen, war ihr Rücken dann am Ende seiner Kräfte angelangt: Er bog sich einfach durch. Es gab kaum einen bemitleidenswerteren Anblick als den dieser kleinen, gekrümmten Frau, wie sie sich mit ihrem Katzenbuckel durch den Herbst ihres Lebens quälte. Aber für zwei Monate im Jahr hatte ihre Krankenkasse ein Einsehen und schickte sie nach Bad Gastein, um ihre Qualen ein wenig zu lindern. Wenigstens glaubte ich das.

Wir brachten meine Großmutter regelmäßig dort hin, blieben eine oder zwei Nächte mit vor Ort, fuhren wieder nach Hause – und holten sie nach dem Ende der Kur auch wieder ab, wenn wir unsererseits von Südtirol zurückfuhren. In den acht Wochen dazwischen bekam sie das volle Programm, das der kassenärztliche Leistungskatalog vorsah. Jeder einzelne Tag war vollgestopft mit Anwendungen, über deren Sinn oder Unsinn sich niemand so recht Gedanken machte. Die Hauptsache dieser vielen Verordnungen schien zu sein, dem Kurzentrum in Bad Gastein möglichst viel Kohle aus dem großen Topf der Beitragszahler zukommen zu lassen.

Dass das finanziell auf Dauer irgendwie nicht gut gehen konnte, darüber dachte seinerzeit niemand nach – weder bei den Krankenkassen noch in der Politik und schon gar nicht in den rund 500 staatlich anerkannten Heilbädern, die es allein in Deutschland und Österreich gab und die selbstverständlich alle ein Stück vom üppigen Kassenkuchen abhaben wollten. Und so schoben sich über die Bürgersteige Bad Gasteins genauso wie in Bad Steben, Bad Ischl, Bad Reichenhall oder Bad Anderswo die Gehwagen über die blitzsauberen Marmorpflaster, sprudelten die Brunnen in den üppig bepflanzten Ortsmitten, standen die Krücken und Prothesen zu Dutzenden in den Eingangsbereichen der mondänen Lesesäle und mussten die Patienten vor der Fangopackung in den überdimensionierten Neubauten der Kurmittelhäuser eine Nummer ziehen, um überhaupt in die Wartebereiche vorgelassen zu werden.

Die zeitlich streng limitierten Runden, die meine Großmutter im radonhaltigen Thermalwasser drehen durfte, waren da nur die Ouvertüre zu einem geradezu epochalen Therapie-Irrsinn. Die alte Dame wurde außerdem in Schlammpackungen gewickelt, bekam

Interferenzströme verabreicht, absolvierte galvanische Bäder, wurde massiert, erhielt Gelenkwickel mit schwefelhaltiger Heilerde und fuhr mit einer kleinen Eisenbahn mitten in einen zweieinhalb Kilometer langen Bergstollen hinein, dessen Luft ebenfalls eine heilende Wirkung haben sollte. Das alles kostete unsere Oma eine ganze Menge Kraft – und ihre Kasse zusammen mit der Unterkunft und einer ordentlichen Verpflegungspauschale so viel wie ein veritabler Kleinwagen.

Noch am Tag ihrer Rückkehr in ihre kleine Zweizimmerwohnung, die sich im dritten Stock eines Mietshauses ohne Lift befand, ging sie jedoch wieder genauso krumm und voller Schmerzen durchs Leben wie zuvor, und ich vermutete, dass dies in Bad Gastein nicht anders gewesen war, nur sahen wir sie dort ja nicht – und sie selbst fühlte sich wahrscheinlich durch die ganzen Termine einfach nur abgelenkt von ihrer Pein. Man konnte also behaupten, dass meine Großmutter, die zeit ihres Lebens der AOK allenfalls die Mindestbeiträge angedeihen lassen konnte, ein paar Hunderttausend Mark verkurte, während ihr Rücken krumm blieb bis zu ihrem Tod. Ein solches System konnte ja nicht funktionieren.

Doch damals profitierte leider auch ich von der erstaunlichen Freigiebigkeit meiner Krankenkasse – beziehungsweise der meiner Eltern, die mich minderjährigen Mitversicherten ohne weitere Nachfragen zum zweiten Mal binnen nur eines Jahres auf jene Insel schickte, die sehr zum Leidwesen meines Vaters in der Zwischenzeit noch immer nicht von der englischen Armee in die Luft gejagt worden war. Diesmal, so viel war klar, konnte er sich nicht drücken, mit uns nach Helgoland zu fahren. Allerdings sollten wir im Herbst, zum Ende der Sommerferien, lediglich zwei anstatt drei Wochen dort bleiben. Noch mal wollte meine Mutter lieber keine Ausnahmegenehmigung bei

Frau Dötzer für mich beantragen, sonst hätte ich wahrscheinlich die restlichen drei Grundschuljahre nicht einmal eine Milchtüte aus Versehen fallen lassen können, ohne massiv sanktioniert zu werden. Und eine Woche früher war das „Kurhaus Dünenblick" erstaunlicherweise ausgebucht, während ich bei unserem ersten Aufenthalt an Ostern höchstens eine Handvoll Menschen dort entdeckt hatte, die überhaupt über Nacht auf der Insel blieben. Außerdem würde ich ja nun meine Atemwege nicht nur mit bloßem Luftholen kurieren. Sondern auch noch mittels einiger ausgeklügelter medizinischer Prozeduren, unter denen ich mir nichts Konkretes vorstellen konnte, die aber allesamt vor unserer Ankunft bereits feststanden und minutiös geplant waren. Zwei Wochen mussten da auf jeden Fall reichen!

„Montag, 7.30 Uhr, Inhalation m. Zus. K.", begann meine Mutter den Therapieplan langsam vorzulesen.

„Was heißt das?", fragte ich entsetzt.

„Die verdampfen da ihr gutes Meerwasser mit einem speziellen Gerät, und Du atmest es dann direkt ein", antwortete sie. „Und irgendein Zusatz ist da anscheinend auch noch dabei. Das ist ein bisschen wie bei uns zuhause, wenn ich für Euch einen Kräutertee koche. Und vor allem ist das viel wirksamer als im Freien."

Doch das meinte ich gar nicht, obwohl das ja auch schon mal gut zu wissen war: Im Grunde genommen würde ich also Dasselbe machen, was ich beim letzten Mal schon den lieben langen Tag gemacht hatte: tief ein- und ausatmen. Nur, dass ich diesmal eben an ein Gerät angeschlossen werden sollte. Denen fiel aber auch nichts Neues ein, um mich gesund zu bekommen! Nein – ich meinte vielmehr die Uhrzeit, die Mutter gerade vorgelesen hatte.

„Das ist ja fast genauso früh, wie wenn ich in die Schule gehen muss", beschwerte ich mich.

„Das stimmt, mein Schatz. Aber schau, am Mittwoch bist Du um 15 Uhr dran. Und am Donnerstag die Woche darauf sogar erst um 16 Uhr."

Das war zwar richtig. Aber am Dienstag, am Donnerstag dieser Woche und auch am Freitag war ich sogar noch früher dran! Und an allen anderen Tagen auch: Schwarz auf Hellblau stand dort jeweils zu lesen: „7 Uhr, Inhalation m. Zus. K.“

Das bedeutete: Ich musste jedes Mal um halb sieben aufstehen. In! Den! Ferien! Es war wirklich unglaublich: Das Helgoländer Kurmittelhaus hatte ganz offensichtlich von morgens bis zum späten Nachmittag geöffnet. Und von allen möglichen Zeiten, an denen man die Behandlung durchführen konnte, musste ich an zehn von 12 Tagen ausgerechnet die früheste Frühschicht bekommen.

„Wann geht das immer los?“, rief mein Vater entsetzt, als er den Plan herumliegen sah und erwartete keine Antwort.

„Das ist doch kein Urlaub. Da bleib’ ich aber liegen“, murmelte er in sich hinein, und ich ahnte, dass er in Gedanken schon wieder Vorwürfe in Richtung Großbritannien formulierte. Wenigstens würden wir im „Kurhaus Dünenblick“ dieses Mal ein anderes Zimmer bekommen, so viel stand fest. Denn zu dritt konnte man in dem Schlafzimmer mit den kuriosen T-Betten nicht übernachten und für ein weiteres Bett war der Raum zu klein.

Die ersten Wochen der Sommerferien waren ein kleiner Vorgeschmack auf das, was mich möglicherweise erwarten würde, wenn die morgendlichen Atemübungen über Meerwasserdampf nicht erfolgreich wären. Das Wetter draußen war nämlich ein echter Traum! Praktisch vom Läuten des Schlussgongs am letzten Schultag an herrschte der reine Sonnenschein. Die blecherne Stimme der Wettervorhersage am Ende der Tagesschau verkündete jeden Tag aufs Neue, dass der Satellitenfilm über Deutschland keinerlei Wolkenfelder zeigte, dass das breite Wolkenband oberhalb der Britischen Inseln nach Skandinavien abzog, und dass die zugehörigen Tiefausläufer, wenn überhaupt, nur den äußersten Rand Schleswig-Holsteins streiften. Darunter aber bestimmte ein umfangreiches Hoch unser Wetter, und warme Meeresluft strömte unaufhörlich herbei. Statt der verschiedenen Wolkensymbole, die sonst die Wetterkarte im Norden, Osten, Westen oder Süden zierten, prangte oberhalb des weißen Punktes mit der Bezeichnung „Frankfurt" lediglich eine einzige, riesige Sonne, deren Strahlen demzufolge auch unsere Stadt erreichten, die leider nicht von einem eigenen Punkt auf der Karte dargestellt wurde. Die Tageshöchstwerte reichten währenddessen von 27 bis 32 Grad. Die weiteren Aussichten: ein Leben in Finsternis und Einsamkeit!

Dr. Hofmeister hatte mir schließlich mehr oder weniger ausdrücklich verboten, mich allzu oft im Freien aufzuhalten, wenn die Luft trocken und warm war. Und das war sie leider seit Wochen schon! Tatsächlich bemerkte auch ich, dass mir manche Anstrengungen immer schwerer fielen. So bekam ich inzwischen sogar nicht mehr genug Luft, wenn ich beim Fußballspiel mit den anderen Kindern aus unserer Straße zum erforderlichen Jubel-Sprint nach einem erzielten Tor ansetzte. Die Fahrradkette ratterte beinahe unaufhörlich und eine Packung Spasti-Spray hielt nur noch gute zwei Wochen. Wenigstens mussten wir das Zeug hier nicht bezahlen wie damals in Südtirol und die nette Apothekerin sprach mich inzwischen schon mit meinem Vornamen an, wenn ich ihr mal wieder ein Rezept vorbeibrachte.

Wenn ich dagegen in unserem Haus blieb, das meine Mutter nur am frühen Morgen und dann wieder am späten Abend durchlüftete, dann ging es einigermaßen. Der Vorteil war, dass ich kaum Probleme beim Atmen bekam. Der Nachteil allerdings bestand darin, dass meine Freunde zwar ab und zu bei uns vorbeischauten. Länger als eine Stunde aber wollte keiner mit mir das Ferienprogramm von ARD und ZDF angucken. Und ich konnte ja auch nicht verlangen, dass man sich bei kühlen 21 Grad Raumtemperatur und halb heruntergelassenen Rollladen mit mir aufs Sofa setzte, nur um einem gelben Wurm mit Computerstimme beim Ansagen von kleinen Filmchen zuzuschauen. Und das, während Frau Tadorovic fluchend um uns herum putzte – und vor der Türe klimatische Zustände herrschten, wie ich sie nur aus den begeisterten Erzählungen jener Kumpels kannte, die zusammen mit ihren Eltern in den Ferien schon mal Urlaub am Mittelmeer verbracht hatten. Ich machte mir wirklich Sorgen, ob dieses komische Asthma überhaupt noch in den Griff zu bekommen war – oder ob mir dasselbe Schicksal drohte wie Herrn Dornfelder, dessen Zustand immer schlechter wurde, während der Warnton am kleinen Kasten immer lauter piepte.

Kurz vor unserer Abreise nach Helgoland geschah es dann tatsächlich: Plötzlich zogen dunkle Wolken am gerade noch strahlend blauen Himmel auf. Binnen weniger Minuten blitzte und donnerte es, und auf einmal, nach beinahe vier Wochen ununterbrochenen Sonnenscheins, regnete es in Strömen! Dr. Hofmeister hatte mir bei einer der letzten Spritzen erzählt, dass zurzeit nur ein starker Regen die Luft von den komischen Pollen reinigen könnte, weil es dann die ganzen unsichtbaren Mistsachen, gegen die ich warum auch immer allergisch war, gewissermaßen fortspülen würde. Seitdem betrachtete ich schlechtes Wetter mit einem anderen Blick. Aufgeregt beobachtete ich, wie der Himmel vollständig zuzog und dicke Tropfen an unsere Fenster klatschten. Es goss wie aus Eimern und ein Ende war nicht absehbar. Ging es so weiter, würde ich in einer halben Stunde wieder vor die Tür gehen können. Endlich wären meine Sorgen für einen Moment weggewaschen! Es war erst später Nachmittag, also rief ich meine besten Freunde an und fragte, ob jemand mit mir Fußball spielen oder klettern oder einen Staudamm bauen wollte.

„Hast Du `nen Knall?", fragte der erste.

„Guck mal aus dem Fernster!", riet mir der zweite.

„Können wir morgen wieder machen", versprach der dritte.

Dann gab ich auf. Ich konnte den Jungs auch nicht böse sein. Wer nach einem Monat schönsten Sommerwetters ausgerechnet am ersten Regentag die Idee hatte, sich ins Freie zu begeben, der konnte nicht ganz gesund sein. Leider war ich das nachweislich auch nicht!

Es war allerhöchste Zeit, dass es mit meinen Behandlungen losging und ich mich an die Dampfmaschine setzte, die mich hoffentlich wieder vollständig gesund machte, damit ich in den Kreis der normalen Menschen zurückkehren konnte! Auch wenn es mir, ehrlich gesagt, schon ein wenig vor der Eintönigkeit des Rundwanderwegs über das Oberland, der Unaufgeschlossenheit der vollbärtigen Mützenträger und den vielen Zigarettenparfümnippesläden graute, die weder meine Lieblingscomics verkauften noch sonst irgendetwas, mit was man als Kind die Zeit totschlagen konnte.

Drei Tage später saßen wir zum zweiten Mal in diesem Jahr in einem Intercity in Richtung Hamburg, dieses Mal zu dritt. Es regnete immer noch pausenlos. Die Luft war mittlerweile auf vielleicht 16 oder 17 Grad abgekühlt und demzufolge klapperte auch die Kette in meinen Bronchien nicht mehr. Zur Sicherheit hatte ich zwei Packungen Spasti-Spray im Gepäck, denn ich hatte zwar bei unserem ersten Besuch auf Helgoland irgendwo in der Reihe der quietschbunten, Spalier stehenden Häuser im Unterland eine kleine Apotheke erspäht. Aber wer wusste schon, wie lange es dauern würde, das Mittel im Notfall auf die Insel zu bekommen. Vorrätig hatten die Mützenmänner so etwas dort bestimmt nicht, wenn man eigentlich wegen der guten Luft gar nicht krank werden konnte.

Am Vorabend unserer Abreise hatte der Wetterbericht der Tagesschau noch festgestellt, dass sich quer über Deutschland ein flächendeckendes Tief vom Atlantik her ausbreitete. Es war von einer mächtigen Kaltfront über ganz Deutschland die Rede, von Temperaturen, die für die Jahreszeit deutlich zu kalt waren, und die große Sonne oberhalb des Frankfurt-Punktes war vielen unterschiedlich großen und verschieden geformten Wolkenzeichnungen gewichen, die gleichmäßig über alle Himmelsrichtungen verteilt waren und aus denen jeweils eine Menge kleiner Striche herauspurzelten.

„Bei dem Mistwetter ist das da oben sicher noch schlimmer", mutmaßte mein Vater beim Einsteigen in den Zug, und ich wusste, dass er recht hatte!

Neun Stunden, einen Speisewagenbesuch, eine Bummelzugfahrt, eine Begrüßung des netten Matrosenjungen und eine trotz verhältnismäßig rauer See kotzfreie Überfahrt später standen wir wieder vor den bunten Häuschen – so, wie nicht einmal ein halbes Jahr zuvor. Wie nicht anders zu erwarten, goss es auch hier wie aus Eimern, nur dass durch den starken Wind der Regen nicht von oben, sondern von vorne kam. So etwas hatte ich auch noch nicht erlebt! Es war, als hielte uns jemand einen aufgedrehten Gartenschlauch ins Gesicht! Wir hatten die Wahl, unseren sicherheitshalber von zuhause mitgebrachten, riesigen Regenschirm, den mein so pessimistischer wie praktischer Vater eigens für diesen Urlaub gekauft hatte, über uns zu halten und trotzdem nass zu werden. Oder ihn schräg vor den Körper zu bugsieren und rein gar nichts zu sehen als die sich durchbiegende Innenseite eines roten Schirmes. Wir entschieden uns notgedrungen für das Nasswerden mit Sicht.

Mein Vater hatte sich während der gesamten Anreise im Zug und auf dem Mini-Schiff in den Urlaub eingelesen. Ich wunderte mich anfangs noch, dass es für so einen kleinen Flecken Erde wie diesen eigene Reiseführer gab – so wie zum Beispiel für die beiden sicherlich viel größeren Länder „Toskana" oder „Elsaß", die doch unser Urlaubsziel hätten sein sollen. Doch bei näherem Hinsehen stellte ich fest, dass auf den drei Büchern, die sich Papa vor ein paar Tagen in der Stadt gekauft hatte, entweder „Schleswig Holstein" oder „Nordsee" oder „Hamburg" geschrieben stand – und nicht etwa „Helgoland". Dennoch schienen die Dinger das gesamte touristische Wissen über die vor uns liegenden zwei Quadratkilometer zu beinhalten, denn mein Vater stellte, kaum dass er festen Boden unter den Füßen hatte, vollkommen korrekt fest:

„Das hier ist also dieses Unterland."

„Kannstemansosagen", nuschelte ein vollbärtiger Mann mit einer blauen Mütze und nahm uns unser Gepäck ab, um es auf einen

Handkarren zu laden. Ich konnte nicht mit vollständiger Gewissheit sagen, ob es sich um den gleichen Mann handelte wie beim ersten Mal. Aber er kam mir jedenfalls verdammt bekannt vor. Eine Aufzugfahrt und einen ziemlich feuchten Fußmarsch später erreichten wir das „Kurhaus Dünenblick". Mein Vater atmete tief durch, aber ich vermutete, dass er dies in dem Moment nicht aus therapeutischen Gründen tat, sondern weil ihm die Unterkunft nicht sonderlich behagte. Im Regen sah das Ding tatsächlich noch etwas unfreundlicher aus. Wir gingen zur blauen Rezeption, wurden von derselben Frau wie im Frühjahr begrüßt wie alte Bekannte und bekamen unseren Zimmerschlüssel. Offenbar hatten die Betreiber des „Dünenblick" zwischenzeitlich die Nummerierung ihrer Räume verändert, denn auf dem Leuchtturm prangten exakt die gleichen Ziffern wie beim letzten Mal: „18".

Als wir den gewohnten Gang im Erdgeschoss entlang liefen, wurde mir und ihrem Blick zufolge wohl auch meiner Mutter klar, dass sich die Nummerierung nicht geändert hatte: Wir bekamen allen Ernstes das winzige Zimmer mit den T-Betten! Nachdem mein Vater mit skeptischem Blick die Tür aufschloss, stellten wir fest, dass das blaue Sofa im Wohnzimmer zu einer Schlafgelegenheit mit – natürlich – ebenfalls blauer Bettwäsche umfunktioniert worden war. Einer von uns musste also zwei Wochen lang auf einer Couch übernachten; in einem Raum, in dem gleichzeitig gekocht, gegessen und dieser unverständliche Walrosssender NDR angesehen wurde, wenn man ihn denn überhaupt empfangen konnte.

„Ich kann hier nicht schlafen", sagte mein Vater. „Sonst mach' ich mir noch genauso den Rücken kaputt wie Deine Mutter!"

„Aber Schatz. Unser Sohn kann hier erst recht nicht schlafen. Wir wollen doch sicher abends mal ein Glas Wein trinken und noch ein bisschen fernsehen", entgegnete Mama, die dafür wieder ihre sanfteste Stimme benutzte. Am Blick meines Vaters konnte ich die Gewissheit sehen, dass gerade sein Rücken gegen seine Ehefrau verloren hatte.

Auch dieses Mal schlief ich wegen der langen Fahrt im oberen T-Strich schnell ein. Einen Tag hatte meine dumme Allergie noch Schonfrist. Danach würde ich frühmorgens meine Atemwege dampfstrahlen und damit der Fahrradkette endgültig den Garaus machen. Als ich schon beinahe eingeschlummert war, hörte ich Papa im Wohnzimmer auf dem Fernseher herumklopfen und schimpfen. Kurz darauf träumte ich von Dr. Petersen, wie er zusammen mit Dr. Hofmeister und einem vollbärtigen Mann mit blauer Mütze aus einer gigantischen Nebelwand heraustrat, die von einer kleinen Maschine erzeugt wurde, an der ich saß. Neben meiner Nebelmaschine stand Herr Dornfelder, ganz ohne seine beiden Kästen, und rauchte.

Am Sonntag wollten wir meinem Vater die Insel zeigen, die Lange Anna, den Rundwanderweg, die Düne, die man von unserem Zimmer aus noch immer nicht sehen konnte und den Berliner Bären. Immerhin kannten sich meine Mutter und ich auf Unter- und Oberland dank unserer drei Wochen an Ostern aus wie in unserer Westentasche, die im Grunde genommen ja auch nicht viel kleiner war. Aber weil der Regen, soweit wir das aus dem Fenster erkennen konnten, immer noch vorwiegend von vorne und manchmal auch von der Seite kam, beschlossen wir, nach dem Frühstück, das wir uns noch von daheim mitgebracht hatten, ein bisschen dem Walross im Fernseher zuzuschauen. Drei Stunden später regnete es immer noch und die Bildschirmqualität ähnelte dem miserablen Wetter.

„Das halt' ich nicht aus. Wir gehen jetzt raus, ich brauch' mal ein bisschen Abwechslung von dem Quatsch hier", rief mein Vater und schaltete das flimmernde Walross aus.

Meine Mama und ich zogen uns die quietschgelben Regenmäntel an, die wir uns zu Beginn unseres ersten Aufenthalts gekauft, aber nicht gebraucht hatten. Der Verkäufer nannte sie damals Friesennerz, aber das musste sicherlich ein Irrtum gewesen sein, denn ich wusste von meiner Oma, wie ein Nerzmantel in Wirklichkeit aussah.

Immerhin hielten die Dinger einigermaßen trocken, und auch die Gummistiefel entpuppten sich als gute Investition. Mein Vater allerdings hatte derartige Schutzkleidung nicht dabei, nur seine leichte Windjacke, die er in Südtirol immer zum Bergwandern mitnahm. Die aber war nicht wasserfest, wie sich nach vier Minuten herausstellte, als er beim Griff in die Jacke bemerkte, dass bereits der „Hamburg"-Reiseführer in der Innentasche nass geworden war.

„Sch ... ietkram", rief er, und ich wunderte mich, woher er das Wort kannte. Das hatte ich zuvor immer nur von den bärtigen Männern mit den blauen Mützen gehört.

Notgedrungen gingen wir ins erstbeste Café, das sich ein paar Hundert Meter vom Kurhaus Dünenblick entfernt befand und „Zum Leichtmatrosen" hieß. Wahrscheinlich angesichts des schlechten Wetters war das kleine Lokal gerammelt voll und durch die angelaufenen Scheiben konnte man gar nicht mehr hinaussehen. Wir quetschen uns zu dritt neben den Ofen an eine Art Beistelltisch, der schon für eine Person ziemlich klein gewesen wäre. Aber es half nichts. Mein Vater legte sein klammes Hamburg-Büchlein auf die Heizung. Meine Mutter bestellte für sich und mich einen Kräutertee, und mein Vater nahm diesen seltsamen Rumkaffee, der eine dicke Sahnehaube hatte. Als er abgetrunken hatte, sah er fast ein bisschen aus wie die bärtigen Einheimischen. Wir mussten lachen.

„Vielleicht lässt es sich hier ja doch aushalten", sagte er nach einer ganzen Weile, während der wir drei auf den waagrechten Regen blickten, der ans beschlagene Fenster des „Leichtmatrosen" prasselte.

Ja, vielleicht, dachte ich. Aber vielleicht lag es auch nur am Rum!

Ich konnte nur sehr schlecht schlafen, weil ich mir Gedanken darüber machte, was am folgenden Tag mit mir passieren würde. Ich hatte „Inhalation m. Zus. K." ja noch nie gemacht und wusste nicht, ob das etwas Unangenehmes sein würde oder etwas sehr Unangenehmes. Ich mochte es einfach nicht, dauerhaft krank und deshalb auf seltsame Behandlungsmethoden angewiesen zu sein. Vor allem aber hatte ich keine Lust, so früh am Morgen schon aufstehen zu müssen – wo doch Sommerferien waren und alle meine Freunde um diese Zeit noch mindestens zwei Stündchen pennen durften.

Es half nichts: Eine halbe Stunde nach dem Klingeln meines Fred-Feuerstein-Weckers, den ich im letzten Jahr zum Schulanfang geschenkt bekommen hatte und der mich seitdem mit einem freudigen „Jabbadabbaduh" aus den Träumen riss, saß ich zusammen mit Mama in einem weiß gekachelten, fensterlosen Raum im Untergeschoss des Helgoländer Kurmittelhauses mit ungefähr zehn anderen Menschen jeden Alters. Manche hatten auch eine Fahrradkette in den Bronchien, und bei einem hörte ich sie lauter rasseln, als ich das jemals selbst bei dem wirklich sehr, sehr alten Klapprad meines magenoperierten Onkels wahrgenommen hatte – und das tat ich oft, denn er besaß aufgrund seiner Vorliebe für fränkischen Traubensaft, wie mein Vater es immer nannte, schon lange keinen Führerschein mehr. Wieder andere pfiffen beim Atmen unfreiwillig kleine Melodien, einige husteten stark, ein Junge, der ungefähr in meinem Alter gewesen sein dürfte, hielt sich ein feuchtes Leinentuch vor den Mund, und der ältere Mann neben mir hatte zumindest einen ähnlich kleinen Kasten samt Nasenverbindungsschläuchen auf seinem Schoß stehen, wie ihn auch Herr Dornfelder um den Hals trug. Es war alles in allem ein erschütterndes Bild und ich gehörte mit dazu! Für ein Superhelden-Bewerbungsgespräch waren ich und die anderen Wartenden hier jedenfalls eher nicht geeignet.

„Herr Wegener, Behandlungsraum 1", tönte es aus dem Lautsprecher, der in einer Ecke des Kachelraumes an der Decke hing.

Der Mann neben mir nahm vorsichtig seinen Kasten unter den Arm und ging langsam in das Zimmer, auf dessen Tür eine „1" in Form eines rot-weißen Leuchtturmes gemalt war. Dann tat sich erstmal fünf Minuten lang nichts, bis sich aus dem Raum mit der Nummer 2 eine ältere und unglaublich füllige Frau herausschleppte, die

beim Gehen schlimmer wackelte als das Schiff, mit dem wir herge-
kommen waren. Als sie kurz darauf vergeblich versuchte, schwin-
gend in ihren Mantel zu kommen, erklang der Lautsprecher wieder.

„Frau Schmittkunz, Behandlungsraum 2".

Während sich eine andere alte, allerdings deutlich schlankere und
extrem faltige Dame mit dunkelbraunen Zähnen ruckartig von ihrem Platz anhob und hustend zu einer Tür marschierte, auf der ein
Schild mit zwei Leuchttürmen geklebt war, sah ich mich um. Es gab
offensichtlich drei Behandlungsräume – zumindest befand sich mir
gegenüber noch eine Türe mit drei Leuchttürmen darauf. Langsam
hatte ich das System hier durchschaut. Und es gab leider eine Menge
Leute, die vor mir hier waren. Je nachdem, wie lange diese „Inhalation mit Zus. K." jeweils dauern würde, hätten wir aller Voraussicht
nach noch ein ganzes Stück Wartezeit vor uns, bis endlich ich an die
Dampfmaschine angeschlossen werden konnte. Warum schrieben
die „7.30 Uhr" auf meinen Zettel, wenn ich erst frühestens um halb
neun drankommen konnte? Eine vollkommen vergeudete Stunde,
und noch dazu hatte ich keinen Bissen gegessen. Ganz so, wie es Dr.
Petersen, den ich erst Mitte der Woche wieder treffen sollte, weil
früher kein Termin mehr frei war, zuvor am Telefon meiner Mutter
aufgetragen hatte. Man musste unbedingt nüchtern an die Dampfmaschine! Das konnte ja heiter werden.

Eine gute Stunde später waren fast alle Wartenden außer mir und
dem Leinentuchjungen dran gewesen, und der Raum war inzwischen mit sieben oder acht ähnlich jämmerlichen Neuankömmlin-
gen gefüllt. Fast zeitgleich wurden der Junge und ich aufgerufen. Ich
musste mir eingestehen, dass ich im Vergleich zu den meisten Patienten, die ich hier erblickte, noch halbwegs gut dran war. Das andere Kind, das sich gerade zu Raum 3 schleppte, hatte zumindest im
Gesicht dieselbe Farbe wie die Wandfließen um uns herum, und die
älteren Allergiker oder Asthmatiker oder sonstigen Atemwegskran-
ken machten ebenfalls einen katastrophalen Eindruck. Ich beschloss,

künftig auf Anflüge von Selbstmitleid zu verzichten. Das war angesichts der Probleme um mich herum nicht angebracht. Noch nicht wenigstens!

Ich ging entschlossen zu Leuchtturm 1 und erspähte nach dem Eintreten einen blauen Drehstuhl, der vor einer Art Schreibtisch stand. Oberhalb des Tisches befand sich ein klobiger Behälter, aus dem es bedrohlich nach kochendem Wasser oder noch heißeren Flüssigkeiten klang und der durch ein großes Loch in der Tischplatte mit einem riesigen Unterbau verbunden war, der ebenfalls Furcht einflößend vor sich hin gluckerte und blinkte. Das Ganze wirkte wie Herrn Dornfelders Atemhilfe in ganz, ganz groß, was mich doch wieder etwas ängstlich werden ließ.

„Moinmoin! Naminjung, wathammwadennfürnrezeptchen?", nuschelte eine kleine Frau in einem weißen Kittel und riss meiner Mutter das Formular aus der Hand, das Dr. Hofmeister ausgestellt und die Krankenkasse abgestempelt hatte.

„Jo, dassindzwölfmolmitkamille!", sagte die Frau mehr zu sich selbst und schraubte einen kleinen Kanister mit einer gelben Flüssigkeit an die Seite des Vulkangerätes, das mit einem Teekocher, wie es mir meine Mama vorher erklären wollte, in etwa so viel zu tun hatte wie Helgoland mit der Ortlergruppe. Aus einer silbernen Schale neben dem blubbernden Trum nahm sie einen länglichen Gegenstand aus Porzellan, der mich an einen Schweinerüssel erinnerte und den sie mittels eines Gummirings in eine zuvor verschlossene Öffnung in der Dampfmaschine steckte.

„So, tiefdurchdienoseeinatmenunddurchnmundwiederaus", nuschelte die Kurmittelhausmitarbeiterin und stellte eine Eieruhr auf 21 Minuten. Weil es keine andere Sitzgelegenheit in dem äußerst beengten Raum gab, strich mir meine Mutter über den Kopf und sagte, dass sie außen auf mich warten würde. Als sie draußen war und die Eieruhr vor sich hin tickte, setzte ich mich vor den Rüssel und platzierte meine Nase so darauf, dass meine Nasenlöcher exakt zu den

Öffnungen auf dem Porzellandings passten. Und dann holte ich Luft, so tief ich konnte.

Das Zeug, das ich durch den Schweinerüssel in meine Nase zog, war heiß wie die Hölle! Ich wusste im ersten Augenblick nicht, wie ich mit der Situation umgehen sollte. Es fühlte sich an, als hätte ich eine Tasse kochenden Tee mit dem Strohhalm eingesogen.

„Auauauaua", schrie ich, und meine Nase und auch der Rachen taten aufrichtig weh. Ich musste weinen.

„Um Himmels willen, was ist denn?", fragte meine Mutter, die zur Tür hereingestürzt kam.

„Watlosminjung?", fragte die Frau mit dem weißen Kittel, die gelassen aus der Tür zum Nebenraum herauslugte.

„Das ist so heiß", jammerte ich und spürte, wie mir die Tränen die Wangen hinunterliefen.

„Klorisdatheiß. Mussmanjasosein", sagte die Frau und drehte ein bisschen an der Dampfmaschine herum. Das Blubbern wurde etwas leiser.

„Probiersmanjetztnochmol", forderte sie mich auf.

In der Tat ging es nun ein bisschen besser, obwohl es sich immer noch sehr unangenehm anfühlte. Ich versuchte, mich einigermaßen zu beruhigen, positionierte meine Nase wieder so genau, wie es nur ging, auf den Rüssellöchern und fing an, tief einzuatmen. Der Dampf bahnte sich den Weg von meiner Nase hinab durch meinen Hals in den Bauchraum. Ich spürte, wie es in mir plötzlich warm wurde. Als ich durch den Mund ausatmete, konnte ich etwas von der gelben Flüssigkeit schmecken, die sich im Schraubkanister befand und dem Dampf irgendwie beigemischt wurde. Der „Zus. K." breitete sich in meinem Körper aus, als hätte ich einen ganzen Kamillenteebeutel verschluckt, der soeben aus der Tasse gezogen worden war. Nach drei, vier Atemzügen verließen meine Mutter und die Kittelfrau die Inhalierkammer wieder. Mag ja sein, dass mich diese Prozedur wieder gesund machte. Aber ich war angesichts der bevorstehenden elf weiteren Behandlungen erheblich verzweifelt. Das Selbstmitleid, das ich vorhin so bestimmt abgelegt hatte, war wieder da.

Als meine Mutter und ich das Kurmittelhaus verließen, strich sie mir anerkennend über den Kopf.

„Gut gemacht", sagte sie. „Ich bin stolz auf Dich."

Ich war weder stolz auf mich, noch hatte ich irgendetwas gut gemacht. Ich hatte mich an einen Schweinerüssel aus Porzellan gesetzt und mich beim Atmen verbrüht. Das war alles. Natürlich regnete es, aber wenigstens kam der Regen an diesem Tag von oben. Einigermaßen trocken kamen wir im „Kurhaus Dünenblick" an. Mein Vater war in der Zwischenzeit beim Bäcker gewesen und hatte Frühstück gemacht. Auf dem Tisch standen ein Korb mit Brötchen und Nussschnecken, drei gekochte Eier, Teller, drei Tassen und eine große Glaskanne Tee.

„Das ist ja toll", rief meine Mutter erstaunt.

„Ich konnte auf dem Ding da eh nicht länger liegen. Mein Rücken tut höllisch weh", sagte mein Vater und beugte sich nach vorne durch.

„Was ist das denn alles?", fragte meine Mama, und Papa erklärte ihr ausschweifend, was er alles beim „Friesenbäck" und im angrenzenden Teeladen gekauft hatte und welch spektakuläres Abenteuer der geschätzt zehnminütige Spaziergang ins Unterland gewesen war.

„Schietwetter heißt die Sorte", gab Vater noch triumphierend zu Protokoll. „Passt doch irgendwie." Er lachte.

„Und was ist da drin?"

„Ach, irgendwas mit Kamille."

In den folgenden Tagen wechselte sich der Nasenrüssel mit einem noch bescheuerter aussehenden Rüssel für den Mund ab. Aber egal, mit welcher Körperöffnung ich auch an das gefährliche Dampfblubberding angeschlossen war – der restliche Tag war für mich leider weitgehend gelaufen. Mir war jedes Mal danach ziemlich elend zumute. Mein Körper fühlte sich durch die heiße Luft seltsam aufgebläht an. Und alles, wirklich alles, was ich im Laufe der nächsten Stunden aß, schmeckte nach künstlicher Kamille. Lediglich der Tee, den mein Papa gekauft hatte, der schmeckte nach gar nichts.

Nach zwei Wochen hatte der Spuk ein Ende. Der Tag, an dem wir das Kurhaus Dünenblick in Richtung Fähranleger verließen, begleitet von einem vollbärtigen Mann mit dunkelblauer Mütze und Handkarren, war der erste, an dem es nicht regnete. Wettermäßig war Helgoland im Spätsommer nicht zu empfehlen. Immerhin verspürte mein Vater deshalb keine besonders große Lust, nach dem Morgen und dem Nachmittag auch noch den Abend in der Wohnung zu verbringen. Also gingen wir meistens auswärts essen, was zumindest immer recht gemütlich war. Hätte ich etwas anderes als den nachgemachten Kamillengeschmack auf meiner Zunge gespürt, dann wäre es auch sicher in dieser Hinsicht eine schöne Erfahrung gewesen, denn Fisch gab es bei uns zuhause eher selten. Aber der Unterschied zwischen Scholle und Kabeljau bestand nach meinem Empfinden darin, dass der eine Kamillenfisch etwas weicher war als der andere Kamillenfisch.

„Hoffentlich hat es was gebracht", sagten meine Eltern, als wir auf dem Aussichtsdeck des Minischiffes standen und auf die bunten Häuser blickten, die immer kleiner wurden.

Hoffentlich hat es was gebracht, wünschte ich mir natürlich auch, denn ich wollte künftig wieder bei trockenem Wetter außer Haus gehen und in Südtirol Urlaub machen.

„Hoffentlich hat es was gebracht", sagte auch Dr. Petersen, bei dem ich tags zuvor noch zu einer Abschlussuntersuchung gewesen war. Er schob nach: „Ansonsten sehen wir uns nächstes Jahr wieder."

Es klang wie eine Drohung.

111

Nun, Dr. Petersen habe ich nie wiedergesehen. Das lag allerdings nicht daran, dass mich die Inhalationen auf Helgoland wieder ganz gesund werden ließen. Sondern vielmehr daran, dass meine Eltern sich entschlossen, mich fortan woanders behandeln zu lassen. So einzigartig diese kleine Insel auch war, so langweilig war sie für Langzeitaufenthalte leider auch. Für ein paar Tage aber würde ich heute gerne mal wieder dorthin fahren. Mich durchschaukeln lassen auf der Überfahrt, in einer einfachen Unterkunft ohne Dünenblick absteigen, an der Langen Anna und dem Berliner Bären vorbeispazieren. Und natürlich in eines der vielen Lokale gehen, einen Fisch essen, ein Bier trinken und vielleicht noch einen Rumkaffee, der übrigens Pharisäer heißt – weil die Pfarrer von einst nicht bemerken sollten, dass sich darin Alkohol befand, dessen Geruch die Sahne obendrauf neutralisierte. Dumm sind sie weiß Gott nicht, die vollbärtigen Männer mit den blauen Mützen. Und ihre Luft ist wahrhaft unglaublich!

Damals, nach meiner ersten Kur, habe ich den Herbst verhältnismäßig schadlos überstanden. Ich brauchte das Spray in diesem Jahr kaum noch. Ob es an etwaigen Tiefausläufern lag oder doch daran, dass die Maßnahmen bereits wirkten, kann ich nicht sagen. Ich musste selbstverständlich weiterhin regelmäßig zu Dr. Hofmeister, um mich spritzen zu lassen. Im folgenden Winter informierte sich meine Mutter, in welchen Orten ebenfalls eine Therapie für mich möglich sein würde, um sicherzugehen, dass ich nicht so endete wie Herr Dornfelder. Denn schnell war zumindest ihr klar: Auch wenn ich mein Spray gerade nicht so häufig benutzen musste wie vor dem letzten Nordsee-Aufenthalt, war die Gefahr eines Etagenwechsels und damit einer chronischen Asthmaerkrankung nicht gebannt.

Meine Bronchien benötigten also auch künftig einen gewissen Schutz in Form von vernebelten Wassertropfen, die auch dorthin kamen, wohin sie sollten. Denn auf meine Frage, warum ich den ganzen Quatsch nicht auch zuhause mithilfe eines Topfes voller heißem Wasser, eines Beutels Kamillentee und eines Geschirrtuchs über meinem Kopf absolvieren konnte, erklärte mir Dr. Hofmeister, dass dies keinen Sinn haben würde, weil in diesem Fall die Dampfpartikel zu groß waren, um meine Atemwege zu erreichen. Ich verstand nicht, welche Unterschiede es da geben konnte, zumal ich selbst niemals irgendwelche Partikel aus Tassen oder Töpfen aufsteigen sah. Aber nachdem er sich sein ganzes diesbezügliches Wissen auch nur in Zeitschriften angelesen hatte, machten Nachfragen bei diesem Arzt ohnehin keinen Sinn.

Meine Mutter stellte seinerzeit fest, dass die Kurverwaltung in Bad Gastein ähnliche Maßnahmen anbot wie die Insel Helgoland auch. Wenn wir also jenseits der allergrößten Pollensaison dorthin fuhren, konnten wir meine Großmutter mitnehmen und zwei Wochen mit ihr vor Ort verbringen. Es gab Berge und schöne Hotels, womit mein Vater zufriedengestellt war. Und es gab ein riesiges Kurmittelhaus, in dem meine Oma und ich und Hunderte andere an welchen Siechen auch immer erkrankte Menschen gemeinsam auf drei Etagen behandelt werden konnten.

Also bekam ich in den folgenden Jahren immer im späten Frühling, stets kurz nach dem Ende der alljährlichen Invasion der Frühblüher, meine obligatorischen zehn bis zwölf Inhalationen „m. Zus. K." in Bad Gastein. Dort gab es zwar nicht das gute Meerwasser, das zuerst Helgoland und dann meine Bronchien umspülte, aber stolze 17 Thermalquellen, die ihr aufgrund der jahrtausendelangen Filtrierung im tiefen Tauerngebirge mit zahlreichen Wirkstoffen versehenes Heilwasser aus gut 2.000 Metern Tiefe an die Erdoberfläche beförderten und von denen der Ort hervorragend lebte.

Einige Jahre ging das so. Mein Vater hatte sich mit Bad Gastein schnell abgefunden. Die Gebirgsketten waren zwar etwas niedriger als die Südtirols und eigene Weinanbaugebiete suchte man hier auch vergebens. Aber dafür war man deutlich schneller dort. Papa buchte jedes Mal ein anderes, durchaus schönes Hotel, wir gingen wandern und schwimmen, wenn auch etwas vorsichtiger als früher. Und an jedem Vormittag zog ich eine Wartenummer und setzte mich danach zwanzig Minuten an einen Inhalator, an dem ich tief ein- und ausatmete, mit wechselnden Endstücken für Mund und Nase.

Wir fuhren sogar dann noch dorthin, als meine Großmutter wegen ihres Alters, ihres krummen Rückens und leider auch wegen einer zunehmenden Demenz in ein Pflegeheim umziehen und keine Wannenbäder, Fangopackungen und Elektroschocks mehr über sich ergehen lassen musste. Wir fuhren so lange nach Bad Gastein, bis es jemandem auffiel, dass es vielleicht doch keine so gute Idee war, jedem Antragsteller einen Kuraufenthalt zu bewilligen, der in manchen Fällen so viel kostete wie hundert Jahresbeiträge.

Kapitel 6

Herr Blüm, die Reform und der Rauch

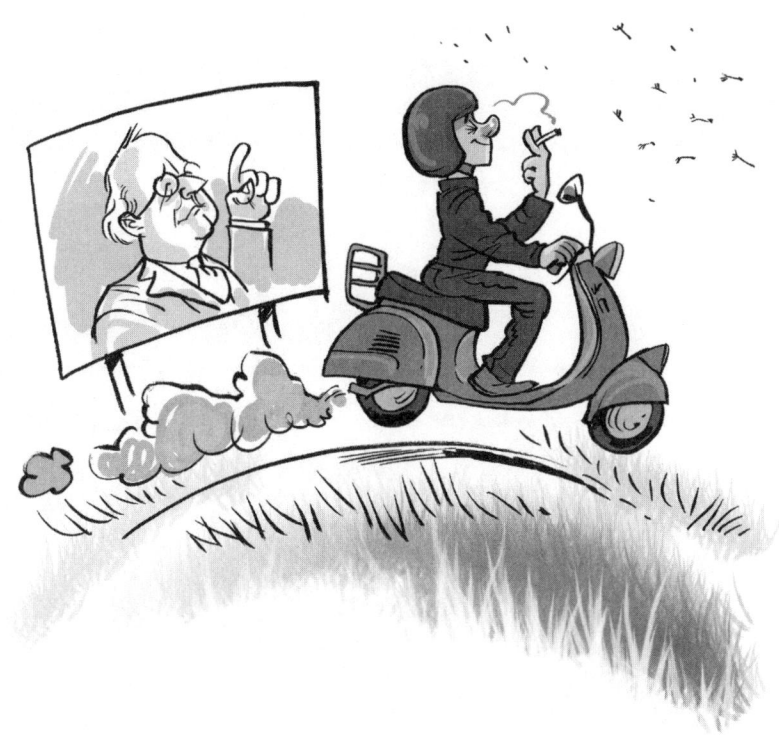

*E*s war das Jahr 1989, in dem der Abstieg Bad Gasteins begann – und auch der so ziemlich aller anderen Heilbäder in Deutschland und Österreich. Mit dem sogenannten „Gesundheitsreformgesetz" beschloss die damalige Bundesregierung unter anderem, dass die Zuschüsse für die sogenannten „offenen Badekuren" von einem Tag auf den anderen drastisch gesenkt wurden. Gleichzeitig wurde eine stattliche Eigenbeteiligung für alle Leistungen eingeführt. Irgendwie hatte ein Mann namens Norbert Blüm wohl gemerkt, dass es einen Zusammenhang gab zwischen Leuten wie meiner Oma und dem Defizit von knapp einer Milliarde Mark, das die Krankenkassen jedes Jahr anhäuften. Dabei hätte sich Herr Blüm gar nicht einzumischen brauchen in das Kurwesen – schließlich war er nicht einmal Gesundheits-, sondern nur Arbeits- und Sozialminister. Aber er kümmerte sich trotzdem darum.

Natürlich hatte der Mann im Kern recht mit seiner schmerzhaften Reform. Unser konkretes Problem war nur, dass auch ich beziehungsweise meine Bronchien seit einiger Zeit alljährlich eine dieser für den

Betroffenen sehr preiswerten „offenen Badekuren" erhielten – darunter verstand man jede gesundheitsfördernde Maßnahme, die keine stationäre Behandlung erforderte und bei der die Patienten den Ort ihrer Behandlung selbst wählen konnten. So wie wir uns eben für Bad Gastein anstatt für Helgoland entschieden und dort das Angenehme (zwei Wochen Urlaub in den Bergen) mit dem Nützlichen (zwölf Inhalationen) verbanden.

Nun aber würde man, so sah es das Blüm'sche Gesetz vor, nurmehr alle drei Jahre überhaupt eine Kur bewilligt bekommen, bei der die Krankenkasse zumindest einen Teil der Kosten für die Behandlungen übernahm. Und die waren selbst in meinem Fall, wo ich doch weder Wannenbäder, noch Massagen geschweige denn Einfahrten in den Heilstollen verschrieben bekam, nicht unerheblich: Alleine der Kurarzt verlangte für seine lustlose Ordination 1.500 Schilling, das waren weit über 200 Mark! Dazu kamen sämtliche Inhalationen, von denen eine einzelne mit rund 50 Mark zu Buche schlug – plus eine einmalige Therapiepauschale in Höhe von 150 Mark. Auch „m. Zus. K.", der meine Geschmacksnerven jedes Mal nachhaltig betäubte, musste separat bezahlt werden. Ein guter Tausender war also zusätzlich zu den Unterkunftskosten nur für meine im Vergleich eher belanglose Atemwegs-Behandlung weg. Nicht nur für meine Eltern war das eine ganze Menge Geld, sodass sich die angetretenen Kuren nach der Reform innerhalb nur eines Jahres von knapp einer Million auf gerade einmal 400.000 mehr als halbierten.

Das aber war nur der Anfang des radikalen Sparkurses im Gesundheitswesen. Medikamente wurden auf einmal lediglich bis zu einem gewissen Höchstsatz bezahlt – alles, was darüber hinaus reichte, übernahm die Kasse ebenfalls nicht mehr! Es lag am Arzt, ein billigeres Arzneimittel zu verschreiben, so es dies überhaupt gab. Wenn nicht, dann zahlte man jetzt eben selber. Und mit der von Horst Seehofer eingeführten Budgetierung schaute einige Jahre später plötzlich jeder Doktor ängstlich darauf, dass er den ihm zugewiesenen Etat nicht überzog.

Für mich bedeutete dies, dass Dr. Hofmeister schnell zu dem eindeutigen Ergebnis kam, dass sich meine Bronchien nachhaltig erholt hatten. Ich bekam von ihm keinerlei Kuren mehr verschrieben und ich hob meine kortisonhaltigen Notfall-Sprays auf, bis das Verfallsdatum des in den letzten Jahren lieb gewonnenen Produkts Allergospasmol um mindestens ein Jahr überzogen war und sich das Aerosol komplett verflüchtigt hatte. Er weigerte sich schlichtweg, mir eine neue Packung zu verordnen, solange in der alten noch etwas drin war. Immerhin kostete das Ding über 100 Mark, und auch die gingen von seinem kostbaren Budget ab.

Dabei hatten mir die Inhalationen wirklich geholfen. Nicht nur, dass ich mein Spasti-Spray kaum noch benötigte und die Fahrradkette weitgehend aus meinen Atemwegen verschwunden war. Auch von den anderen Begleiterscheinungen meiner Allergie spürte ich nur noch etwas, wenn ich etwa direkt unter einer blühenden Birke stand oder auf eine Rotbuche kletterte. Der gute Dr. Hofmeister würde schon wissen, was er machte. Zwar überlegten meine Eltern, ob sie zur Sicherheit weiterhin Inhalationen für mich buchen und auf eigene Kosten übernehmen sollten. Aber mein Arzt war sich sicher, dass ich nach meinen insgesamt fünf Kuren kein Asthma mehr bekommen und auch keine weitere Desensibilisierung mehr brauchen würde. Ich hatte mein altes Leben wieder.

Die folgenden Jahre verliefen in Sachen Allergie tatsächlich verhältnismäßig unspektakulär. Ab und zu war ich ziemlich stark erkältet, was aber auch daran gelegen haben könnte, dass ich mich weigerte, selbst bei zweistelligen Minusgraden Handschuhe, Mütze und Winterstiefel anzuziehen, um vor den Mädchen, die mit mir an der Bushaltestelle auf den Zubringer zu unserer Schule warteten, nicht allzu kläglich auszusehen. Meine Nase war praktisch dauerhaft verstopft, aber das machte mir nichts. Manchmal juckten im Frühjahr meine Augen und ich bekam auch schon mal einen heftigen Niesanfall. Aber darüber hinaus hatte ich keine wirklichen, elementaren Beschwerden, und die Papiertaschentücher gingen bei uns ja auch weiterhin nicht aus: Im Keller lagerten grundsätzlich in zwei bis drei Kartons von den Ausmaßen eines italienischen Kleinwagens ausreichend Packungen, um bei einer akuten Erkältungswelle notfalls unsere ganze Stadt versorgen zu können.

Unabhängig vom möglichen Erfolg meiner vielen Behandlungen in den vergangenen fünf Jahren erklärte ich mir mein verbessertes gesundheitliches Wohlbefinden auch so, dass die Allergie einfach in den Hintergrund trat, um Platz für die anderen Probleme eines durchschnittlichen Teenager-Lebens zu machen: Ich hatte des Öfteren schweren Liebeskummer, was zugegebenermaßen mehr Tränen verursachte als jede noch so aggressive Gräserpolle. Die Mathematik und die Physik, ja die Naturwissenschaften ganz allgemein machten mir heftiger zu schaffen, als dies die gemeine Esche je vermocht hätte. Und zusätzlich zu diesen Herausforderungen musste ich noch irgendwie an Geld kommen, um mir meinen Motorrad-Führerschein finanzieren zu können, weshalb ich einmal pro Woche unter enormen körperlichen Anstrengungen in der Leergutannahme des Supermarktes in unserem Viertel aushalf. Wie sollte ein junger Mensch da noch ausreichend Zeit für eine anständige Allergie haben?

Ich war mittlerweile beinahe 16 Jahre alt. An Helgoland dachte ich so gut wie gar nicht mehr, und auch Bad Gastein interessierte mich gerade nicht im Geringsten. Meine Eltern fuhren erstaunlicherweise nach wie vor einmal im Jahr für zwei Wochen dorthin, weil mein Vater sich erstens an den Ort gewöhnt hatte – und dieser zweitens von Jahr zu Jahr immer leerer zu werden schien, was sich anscheinend auch positiv auf das Preisniveau auswirkte. Ich aber zog es nun vor, andere Arten der Ferien auszuprobieren: Mit meinem besten Freund unternahm ich eine zehntägige Busreise nach London. Es war die erste Tour, die ich in ein nicht deutschsprachiges Land unternahm und somit meine erste Begegnung mit nicht deutschsprechenden Menschen – wenn man von den wenigen Italienern mal absah, die von der Regierung nach Südtirol abgeordnet waren, um den Separationswillen der Einheimischen zu brechen.

Und was soll ich sagen? Trotz einer elfstündigen Busfahrt inmitten einer Horde Pflaumenschnaps trinkender, stinkenden Käse verzehrender und schlechte Witze erzählender Rentner war es die bis dahin beste Reise meines Lebens! London war einfach zu aufregend, zu groß und zu beeindruckend für mich. Ich kam aus dem Staunen nicht mehr heraus, denn Städte dieser Größenordnung kannte ich schlichtweg nicht. Dass ich auch Abgase dieses Ausmaßes nicht kannte, war mir logischerweise vollkommen egal!

Wir wohnten in einem kleinen Hotel in der Nähe des berühmten Piccadilly Circus, und wenn wir am Morgen unser Zimmerfenster im vierten Stock öffneten, roch es binnen kürzester Zeit im ganzen Raum, als stünde direkt hinter dem Vorhang ein laufendes Dieselaggregat. Der Gestank hielt sich während unseres gesamten Aufenthaltes, wir waren gewissermaßen einer Dauerinhalation „m. Zus. D." ausgesetzt. Das aber konnte vielleicht die Raumluft, nicht aber unsere Laune trüben. Im Gegenteil: Auch durch den Smog, wie es ihn wahrscheinlich nur in echten Weltstädten gab, fühlte ich mich very British – und darüber hinaus auch noch furchtbar erwachsen. Letzteres wiederum äußerte sich leider auch dadurch, dass ich mir am Tag unserer Ankunft in einem kleinen Tabakladen in der Shaftesbury Avenue eine golden glänzende Schachtel Benson & Hedges kaufte.

Ich kann mich nicht mehr genau an das Gefühl erinnern, als ich das erste Mal an einer Kippe zog, aber: Ja, ich fing in London an zu rauchen. Das war natürlich objektiv besehen ein beträchtlicher

Schwachsinn, und für einen kurzen Moment dachte ich an die Schweinerüssel aus Porzellan, die blubbernden Maschinen und all die Anstrengungen, die ich unternommen hatte, um meine ramponierten Atemwege gesund zu bekommen. Aber im Dickens Inn, einem Pub unweit der Tower Bridge, der in einem kleinen, künstlich angelegten Jachthafen lag und von dem aus man in der Abenddämmerung die weltberühmte Brücke im Besonderen und das Leben im Allgemeinen von einem ziemlich lässigen Blickwinkel aus betrachten konnte, verwarf ich diesen vernünftigen Gedanken schnell wieder.

Wieder zuhause geriet ich in eine gewisse Gruppendynamik. Einige meiner gleichaltrigen Freunde hatten Zigaretten ebenfalls schon ausprobiert. Als ich mit einer ganzen Stange Benson & Hedges aus London zurückkam, weil man bei der Überfahrt über den Ärmelkanal derartige Artikel auf der Fähre sehr günstig, weil zollfrei einkaufen konnte, war ich nahe am Heldenstatus. Immerhin gab ich den massiven Preisvorteil im Gegensatz zum deutschen Automatenpreis von stolzen vier Mark für ein 21er-Päckchen unmittelbar an meine Kumpels weiter. Ich rauchte nicht wirklich viel – schon aus dem Grund nicht, weil ich nicht wollte, dass meine Eltern, die beide strikte Nichtraucher waren, mitbekamen, dass ich mir ab und zu eine ansteckte. Aber es schlich sich doch schnell eine untrügliche Gewohnheit in mein Freizeitverhalten. Und da sich dieses gerade ohnehin von Fußballplätzen, Spielwiesen und Waldwegen in Kneipen, Bistros und Cafés verlagerte, gehörten Zigaretten plötzlich irgendwie dazu, die Fluppe nach Schulschluss ebenso wie die Kippe zum Colaweizen in unserer neuen Stammkneipe, deren Wirt netterweise keinen Ausweis beim Bestellen von Alkohol verlangte.

Dass die Qualmerei nicht besonders zielführend in Bezug auf mein langjähriges Leiden sein würde, war mir eigentlich auch damals schon sonnenklar. Ich war zwar kein Mediziner, aber auch nicht doof: Wenn man ohnehin Probleme mit den Atemwegen hatte und diesen auch noch künstlichen Rauch zuführte, konnte das nicht besonders gesund sein – wie mir ja auch das Beispiel von Herrn Dornfelder zeigte! Doch seit einigen Jahren gibt es ernst zu nehmende Untersuchungen, die belegen sollen, dass Rauchen die Anfälligkeit für Allergien absenken kann!

So scheinen Kinder, deren Eltern qualmen und die dann im frühen Erwachsenenalter selbst zur Zigarette greifen, ein geringeres Risiko zu haben, auf eine Reihe von inhalativen Allergenen überempfindlich zu reagieren. Als die renommierte neuseeländische Universität von Otago diese Ergebnisse in ihrer Dunedin Multidisciplinary Health and Development Study veröffentlichte, war das weltweite Entsetzen groß. Nahezu jede belastbare Studie zum Thema Allergie und Risikofaktoren ergab bis dato nämlich das genaue Gegenteil: Als extrem gefährlich für die gesundheitliche Entwicklung eines ungeborenen Kindes wurde schon in den achtziger Jahren, also lange vor der vehementen Nichtraucherschutz-Debatte der jüngeren Vergangenheit, der Nikotinkonsum werdender Mütter ausgemacht. Als bewiesen galt außerdem, dass aktives oder auch nur passives Rauchen den Verlauf einer Allergie äußerst negativ beeinflussen konnte – abgesehen von den sonstigen, schwerwiegenden Folgen für den Körper, die ich selbst ja unmissverständlich an notorisch Nikotinsüchtigen wie Herrn Dornfelder beobachten konnte. Trotzdem bestanden die Neuseeländer Forscher auf ihren Resultaten: Sie beobachteten immerhin fast 1.000 Menschen von ihrer Geburt bis zum Erreichen des 32. Lebensjahres. Die belastbaren Zahlen, die in dieser aufwendigen Langzeit-Betrachtung waren eindeutig – und bedeuteten im Klartext: Wenn man als Allergiker rauchte, dann konnte man seiner Allergie unter Umständen den Garaus machen.

Später belegten Wissenschaftler der Universität Utrecht die umstrittene Erhebung. Sie untersuchten dafür die Mastzellen von Mäusen, die sie im Labor mit einer Mixtur aus Zigarettenrauch behandelten und im Anschluss verschiedenen Allergieauslösern aussetzten. Nun muss man wissen, dass diese sogenannten Mastzellen auch in unserem Organismus eine gewichtige Rolle spielen, wenn es darum geht, auf welche Stoffe unsere Abwehr reagieren soll. Bei den Mäusen jedenfalls verhinderte der Rauch die Freisetzung entzündungsbildender Proteine als körpereigene Antwort auf Allergene, und bei einem Menschen dürfte das Ganze zumindest ähnlich ablaufen. Klingt komisch, ist aber so!

Glücklicherweise wusste ich zum damaligen Zeitpunkt natürlich nichts von derartigen Forschungsergebnissen, die möglicherweise massiv dazu beigetragen hätten, mir bestimmte Lebensweisen schönzureden. Etwaige andere, negative Folgen regelmäßiger Raucherei, die man heutzutage auf jeder Kippenschachtel in großen Buchstaben Schwarz auf Weiß lesen und bald auch anhand leidlich unappetitlicher Fotos sehen kann, blendete man in jenem Alter ja ohnehin aus.

Im Herbst, einige Zeit nach meinem spannenden London-Abstecher, hatte ich tatsächlich ausreichend Geld zusammengespart, um mir einen Führerschein leisten zu können. Und der ermächtigte mich nach 26 Fahrstunden, einer problemlos bestandenen theoretischen sowie einer leider aufgrund des fehlenden Schulterblicks beim Rechtsabbiegen notwendig gewordenen zweiten praktischen Prüfung zur „Führung eines Kraftfahrzeuges der Klasse 1B". Das hieß, dass ich nun einen Motorroller vollkommen legal über öffentliche Straßen bewegen durfte. Und es bedeutete auch und vor allem, dass ich künftig noch ganz andere Möglichkeiten hatte, meine Freizeit zu gestalten: Ich war mobil.

Zunächst jedoch brachte mir die neu gewonnene Mobilität nicht viel. Der Winter war so kalt und unwirtlich, wie ich es noch nie zuvor erlebt hatte. Von November bis Februar war unsere gesamte Stadt nahezu durchgängig von Schnee und Eis bedeckt. An Rollerfahren war nicht zu denken. Meine mattschwarze Vespa PX 80, die ich einem Mitschüler, der zwei Klassen über mir war, für 800 Mark abgekauft hatte, stand jungfräulich in unserer Garage. Mein ganzer Stolz war, dass ich die weiche und wenig repräsentative Standard-Sitzbank aus schwarzem Kunstleder durch zwei knüppelharte braune Sattel, Modell VNBT1, ersetzt hatte, was zwar höchstwahrscheinlich einen etwas geringeren Fahrkomfort bedeutete. Aber eben auch eine geilere Optik, und auf die kam es an! Ich hätte beim Anblick meiner kleinen Maschine jedes Mal vor Verzweiflung losheulen können, zog es aber vor, sämtliche Energie für das kommende Frühjahr aufzusparen. Ich würde, so viel war sicher, mit der Vespa zunächst unsere Gegend erobern, dann ganz Süddeutschland und schließlich Europa. In Gedanken plante ich mit meinen seit Neuestem ebenfalls motorisierten Freunden Ausfahrten nach Italien oder Frankreich, sodass die noch immer ungebrauchten väterlichen Reiseführer „Toskana" und „Elsaß" doch noch zum Einsatz kämen.

Es war auch der Winter, in dem Herr Dornfelder sein Haus zum letzten Mal verließ: Eines Morgens, als ich mich gerade durch den Neuschnee in Richtung Straßenbahnhaltestelle kämpfen wollte, sah ich, dass zwei Männer in Rot-Kreuz-Uniformen zu Dornfelders trotteten. Ich wunderte mich noch, dass die beiden keine Eile hatten, denn seit einigen Monaten hatte sich sein Zustand massiv verschlechtert. Immer wieder wachte ich nachts auf, weil ich das Martinshorn des Rettungswagens hörte, der vorne an der Straße hielt, weil Frau Dornfelder wieder den Notarzt rufen musste, der jedes Mal zur Haustür unserer Nachbarn sprintete. Der alte Mann bekam trotz seiner beiden Hilfskästen keine Luft mehr, und es kam dabei offenbar auf jede Sekunde an. Nun aber wirkten die beiden Sanitäter, als hätten sie gerade die Brotzeit aus ihrem Wagen geholt. Als ich von der Schule nach Hause kam, schon den zweiten Pfefferminzkaugummi kauend, damit meine Mutter an meinem Atem nicht feststellen konnte, dass ich geraucht hatte, empfing sie mich mit traurigem Blick.

„Herr Dornfelder ist gestorben", sagte sie.

„Aber ich habe heute Morgen doch noch die Sanitäter gesehen", antwortete ich.

„Sie konnten nichts mehr für ihn tun. Es ist schon heute Nacht passiert, aber Frau Dornfelder hat es erst in der Früh bemerkt."

„Und der Alarm?", fragte ich ungläubig, denn ich wusste ja, dass der kleine Kasten sehr laut sein konnte.

„Sie hat ihn nicht gehört, weil sie die Nacht über im Wohnzimmer gewesen ist", sagte meine Mutter. „Mit Ohropax in den Ohren, damit sie endlich mal wieder durchschlafen konnte."

Das Ende von Herrn Dornfelder war natürlich sehr tragisch, wenn auch irgendwie absehbar. Ich hatte keinen wirklich engen Bezug zu ihm, aber seit ich denken konnte, wohnte er zusammen mit seiner Frau neben uns. Insofern war ich schon ein wenig betrübt, denn Veränderungen in meinem Alltag konnte ich nicht besonders gut leiden. Ich fragte mich, ob Frau Dornfelder wohl alleine hier wohnen bleiben oder nun das Haus verkaufen würde. Mitten in diese Gedanken hinein schmeckte ich noch ein bisschen Rauch in meinem Mund und bemühte mich, mein schlechtes Gewissen, das gerade stark anwuchs, zu unterdrücken. Als meine Mutter mich umarmen wollte, wich ich schnell einen Schritt zurück. Sicher war sicher!

„Ich geh' dann mal nach oben", rief ich ihr noch kauend zu. „Viel Hausaufgaben heute."

Die restlichen Wochen bis zum Frühjahr vergingen im Zeitlupentempo. Meine mattschwarze Vespa stand ebenso unbenutzt herum wie Herrn Dornfelders Zigarettenetui, das noch immer am Innenfenster des Schlafzimmers lehnte. Irgendwann musste es doch anfangen zu tauen. Wäre es nach mir gegangen, hätte ich den Roller zwischenzeitlich längst benutzt. Ein bisschen Schnee würde ich schon beherrschen können, immerhin hatte ich in der Fahrschule ein paar Stunden mehr üben können, als mir lieb war. Da ich mir die 800 Mark Kaufpreis aber zur Hälfte von meinen Eltern leihen musste, im Vorgriff auf die nächsten Weihnachts- und Geburtstagsgeldgeschenke, hatten sie zu meinem Leidwesen ein gewisses Mitspracherecht in Sachen Rollernutzung. Und das sah vor, dass ich erst mit dem Ding fahren durfte, wenn sich der Frost verzogen hatte.

Das war jedoch erst im April anhaltend der Fall. Es war kaum zu glauben, dass eine Jahreszeit, die vor fast sechs Monaten begann, so lange dauern konnte. Die Zeitungen schrieben längst vom „Jahrhundertwinter", der jeweilige Tagesschausprecher setzte seine staatstragendste Miene auf, wenn er zum Wetterbericht überleitete, und meine Eltern jammerten über den Ölpreis und die Kosten für die Heizung, die auf uns zukommen würden. Sogar der diesjährige Urlaub in Bad Gastein war allem Anschein nach wegen der drohenden Nachzahlungen akut gefährdet.

Darauf konnte ich gerade jedoch keine Rücksicht nehmen. Ich hatte sogar meine ätzende Tätigkeit in der Leergutannahme wieder aufgenommen, um Versicherung, Steuer und Benzin für meinen Zweitakter bezahlen zu können – und natürlich, um damit endlich Ausflüge zu unternehmen! Das wegen des Maifeiertags bevorstehende verlängerte Wochenende würde sich hervorragend eignen, um zusammen mit ein paar Freunden mal auszutesten, wie sich die Vespa auf der Landstraße so machte.

In den vergangenen Tagen bemerkte ich schon, dass in diesem Jahr draußen vor der Tür einiges anders war als in den Jahren zuvor. Meine Augen und mein Gaumen juckten viel stärker als sonst, die Nase lief schneller, und mein Taschentuchverbrauch erreichte beinahe die Werte meiner vorinhalativen Phase. Auch hätte ich dringend ein Rezept für eine neue Packung Allergospasmol gebraucht, denn aus meiner letzten Dose, die aufgrund des seinerzeit offenbar aufgebrauchten Budgets meines Kinderarztes aus dem Vorvorjahr stammte, kam nur noch ein armseliges „Pfffff", wenn man sich das Teil in den Mund schob und auf den Sprühknopf drückte.

Dr. Hofmeister war allerdings zwischenzeitlich in den Ruhestand gegangen. In den letzten Jahren hatte er zumindest an mir wirklich nicht mehr viel verdient, das musste ich einräumen. Aber weil ihm und seiner Frau die Räumlichkeiten seiner Praxis gehörten, dürfte die Kohle aus dem Immobilienverkauf für den vorübergehenden Erhalt seines Lebensstiles ausgereicht haben. Meine Mutter jedenfalls hatte ihn neulich beim Einkaufen getroffen, und seiner Sonnenbräune nach zu urteilen hatte der Kinderarzt i.R. Mamas Einschätzung zufolge den Jahrhundertwinter in deutlich wärmeren Gefilden verbracht. Der Käufer seiner Praxis indes war leider kein Doktor, sondern ein diplomierter Logopäde. Da ich mich aber verhältnismäßig fehlerfrei artikulieren konnte, musste ich mir notgedrungen eine neue Anlaufstelle suchen, um an mein Spray zu kommen – auch, wenn ich es kaum brauchte. Dieses Vorhaben aber hatte ich in den letzten Wochen immer wieder vor mir hergeschoben. Nach dem Rollerausflug würde ich das in Angriff nehmen müssen.

Da der Feiertag auf einen Freitag fiel, konnten wir Jungs bereits am Donnerstagnachmittag zu unserer kleinen Ausfahrt aufbrechen. Wir waren zu viert mit drei Rollern unterwegs; außer mir noch Sven, Markus und Tommy, der erst 15 war und deshalb bei Sven auf dem Sozius sitzen musste. Angesichts der herausragenden Wettervorhersage hatten wir beschlossen, am alten Speichersee zu zelten, der ungefähr 70 Kilometer von unserer Stadt entfernt inmitten einer verhältnismäßig unberührten und daher noch recht ursprünglichen Landschaft lag, wie es sie sonst kaum noch gab in der näheren Umgebung. Die niedlichen Hügel um den See herum und die kleinen angrenzenden Ortschaften lagen zwar nachweislich weder in Frankreich noch in Italien. Aber man musste es ja auch nicht übertreiben mit der ersten Tour!

Überhaupt war die gegenwärtige Witterung auch in unseren Breitengraden eine mittlere meteorologische Sensation: War es bis vor zwei, drei Wochen noch arschkalt gewesen, schossen die Temperaturen nun locker in den fortgeschrittenen 20-Grad-Bereich vor. Um uns herum explodierte es auf den Wiesen und in den Beeten förmlich. Überall dort, wo vor Kurzem noch alles kahl oder wenigstens von den grauen Schneeresten des langen Winters bedeckt gewesen war, gediehen die Pflanzen, als hätte der liebe Gott in seinem Wachstumsbüro den Turboschalter umgelegt. Nachdem auch ich die Nase ausnahmsweise mal nicht vom Heuschnupfen, sondern vom Dauerfrost gestrichen voll hatte, machte ich mir auch keinerlei Gedanken, welche Folgen der abrupte Wetterwechsel für mich haben könnte.

Von der globalen Erwärmung, jenem ebenso verhängnisvollen wie linearen Temperaturanstieg, der uns Allergikern irgendwann eine nahezu zwölfmonatige Blütenpollen-Vollpension sichern würde, wollte man damals zumindest in den meisten Medien noch nichts wissen. Also schob man das Phänomen nicht auf das Klima, sondern auf die gelegentlich auftretenden Launen des Wetters und bemühte den hundertjährigen Kalender, wonach es immer mal wieder nach eisigen Wintern hochsommerliche Frühjahre gegeben habe – wenn auch in einem solchen Ausmaß das letzte Mal irgendwann zu Kaisers Zeiten.

Auf der Fahrt zum alten Speichersee ärgerte ich mich bereits nach wenigen Kilometern maßlos, dass ich meine Sonnenbrille zuhause vergessen hatte. Nicht, weil ich das längere Fahren mit einem Helm noch nicht richtig gewohnt war. Und auch nicht, weil ich mich einzig aufgrund der Optik beim Kauf gegen ein weitaus sichereres und komfortableres Modell mit Visier entschloss. Sondern weil ich mich, kaum dass wir die Stadt verlassen hatten, des Eindrucks nicht erwehren konnte, dass mir die Natur gerade eine gewaltige Ladung Pollen schrotflintenartig direkt ins Gesicht schoss. Ich kniff die Augen zusammen, bis ich das Sichtfeld eines chinesischen Preisboxers besaß, aber es half nichts. Ich musste bei der nächsten Gelegenheit rechts heranfahren, um irgendwie meine Augen auszuspülen. Möglicherweise hilfreiche Medikamente wie Tropfen, Sprays und dergleichen hatte ich natürlich nicht dabei – aber Hauptsache, die Kippen und ein Sixpack Dosenbier waren im Rucksack. Unabhängig davon konnte ich eine Pause aber auch deshalb gut brauchten, weil sich mein knochenharter Sattel VNBT1 als für längere Touren als Stadtfahrten als nicht ganz so bequem erwies. Das aber nur am Rande.

Das Gasthaus „Zur Grünen Wiese" lag direkt neben der Bundesstraße auf etwa halber Strecke zum Speichersee. Ich signalisierte meinen Mitfahrern, dass ich mal eben eine kurze Pause brauchte und fuhr auf den Parkplatz des kleinen Lokals, das seinen Namen zu Unrecht besaß, wie ich fand: Die angrenzende Wiese war nicht grün, sondern violett, gelb, rot und hellblau. Es sah aus, als fände hier die aktuelle Landesgartenschau statt. In der Luft flirrten Hitze, Bienen und Blütenstaub um die Wette, aber das war offenbar nicht das Problem. Ich war zwar in Biologie nicht besonders aufmerksam, und in der Botanik kannte ich mich auch nicht über die Maßen gut aus. Aber neben der grünen Wiese, die in Wirklichkeit kunterbunt war, erkannte ich eine Kolonie von Hunderten Haselnusssträuchern, deren gelbe Kätzchen zu Abertausenden bedrohlich von den Zweigen hingen. Das war das Problem! Ich stellte meinen Roller ab, streifte den Helm herunter und ging hinein. Als ich den wegen der nachmittäglichen Uhrzeit gähnend leeren Gastraum betrat, schaute mich der Wirt, der gerade hinter der Theke stand und Gläser spülte, entgeistert an.

„Umgoddshimmelswillen", rief er. „Wosisnbassiert? Woisndidreggsau?"

Ich verstand nicht genau, was der Mann meinte. Genauer gesagt verstand ich mal wieder überhaupt nichts.

„Vormeinerwirdschafdwirdnedgraufd. Soweidkommdsno!"

Er stürzte hinaus, blieb abrupt stehen und blickte verwirrt auf meine Freunde, die entspannt auf ihren Rollern saßen und rauchten.

„Hobbdsihrdenarmerkerlsohergrichded?"

Ich stand in der Tür und zuckte mit den Schultern. Meine Freunde betrachteten staunend erst mich, dann den Wirt und brachen schließlich in schallendes Gelächter aus.

„Wie siehst Du denn aus?", fragte Sven.

„Ist Dir ein Vogel auf die Fresse geflogen oder was?", fragte Markus.

„Oder ist Dein Helm vielleicht zu eng?", fragte Tommy.

Ich rannte nach drinnen auf die Toilette. Im Spiegel konnte ich schemenhaft ein Gesicht erkennen, und nachdem sich kein anderer Mensch mit mir auf dem Klo aufhielt, musste ich leider davon ausgehen, dass es sich um mein Gesicht handelte. Ich hatte also nicht nur das Sichtfeld eines chinesischen Preisboxers, ich sah mutmaßlich auch wie einer aus. Aber nach einem fulminant verlorenen Kampf. Genau sehen konnte ich das Elend aber nicht, denn meine Augen waren mindestens ebenso heftig zugeschwollen wie an diesem unseligen und inzwischen über acht Jahre zurückliegenden Nachmittag auf der Südtiroler Bergwiese.

Zehn Minuten und ein paar Liter klares Wasser später ging es wieder einigermaßen.

„Was ist denn mit Dir passiert, Alter?", wunderte sich Sven, als wir im dunklen Gastraum saßen, ein Colaweizen auf den Schreck tranken und eine Zigarette rauchten, während draußen die Sonne vom Himmel brannte wie im Hochsommer.

„Der Wirt hat echt gedacht, wir hätten Dich vermöbelt."

„Keine Ahnung. Ich glaube, das ist wieder meine Allergie", sagte ich und musste trotzdem schmunzeln. Was für eine blödsinnige Vorstellung.

„Scheiße! Wir dachten, da bist Du jetzt von geheilt oder so?", fragten meine Freunde.

„Das dachte ich auch", sagte ich. Und das dachte ich wirklich. Aber die Truppen der Haselnussarmee belehrten mich eines Besseren!

Ein weiteres Colaweizen, eine Beruhigungskippe und etwa eine dreiviertel Stunde Fahrt später kamen wir am Zeltplatz an, der idyllisch am Südufer des Stausees in einer kleinen Bucht lag. Außer ein paar holländischen Wohnwagen, die sich um das Hauptgebäude mit den Duschen, dem Imbiss und dem kleinen Supermarkt drängten, war sonst weitgehend tote Hose.

„Freie Auswahl, Jungs", lachte der Platzwart, als wir die dreißig Mark Zeltgebühr für drei Tage im Voraus bezahlt hatten. Meine Rollerkumpels waren weitaus erfahrener im Campieren als ich, der es abgesehen von den beiden Aufenthalten im „Kurhaus Dünenblick" und dem englischen Zimmer mit dem eingebauten Dieselaggregat gewohnt war, mit den Eltern in einem komfortablen Hotel zu übernachten. Deshalb übernahmen sie lieber ohne mich den Aufbau unserer beiden Igluzelte, die schnell und stabil auf dem weichen Grasboden befestigt waren. Ein paar Meter von unserem Zeltplatz entfernt waren etliche Hecken und Bäume, aber gelbe Kätzchen konnte ich auf den ersten Blick keine erkennen. Das war ja schon mal ganz gut.

Der weitere Abend verlief unspektakulär bei ein paar Colaweizen, ein paar Zigaretten und ein paar der in diesem Alter obligatorischen Geschichten über den noch zu konsumierenden Alkohol, die noch kennenzulernenden Mädchen und die Vorzüge der letzten LP der Ärzte, die sich leider aufgelöst hatten im Vergleich zur neuen Platte der Toten Hosen, die sich leider nicht aufgelöst hatten. Irgendwann gegen elf, halb zwölf Uhr wickelten wir uns in unsere Schlafsäcke und legten uns in unsere Zelte. Markus und ich teilten uns eins.

Nach nicht einmal zwei Minuten stellte ich fest, dass ich für diese eher naturverbundene Art des Übernachtens ganz offensichtlich nicht im Ansatz geeignet war. Obwohl mir der Untergrund ziemlich weich vorkam, als die Jungs vorhin die Zelte aufstellten, fühlte ich mich nun, als läge ich direkt auf einer Pressspanplatte. Die Luft im Innenraum war bereits jetzt so stickig wie in einer überfüllten Londoner U-Bahn zur Hauptverkehrszeit. Und trotz der drückenden Atmosphäre roch ich das frisch gemähte Gras, das sich ungefähr eineinhalb Zentimeter unter mir befand und das nur durch eine dünne Zeltplane und einen billigen Schlafsack von meinem Körper getrennt war. Es war ein Geruch, den ich abgrundtief hasste, denn ich verband mit ihm nach wie vor eine der schlimmsten Erfahrungen meines Lebens.

Eine der schlimmsten Erfahrungen meines Lebens – bis zu diesem Augenblick!

Wenige Minuten später begannen meine Augen zu jucken. Dann arbeiteten sich die altbekannten und doch so lange nicht verspürten Allergiesymptome langsam körperabwärts. Aus der Nase lief der Rotz binnen Sekunden in Strömen, und ich musste mehrfach kurz hintereinander so heftig niesen, dass es einerseits in meinem Brustkorb schmerzte, während andererseits mehrere beachtlich große Schleimpartikel aus meinem tiefsten Inneren direkt ans Zeltdach schossen. In meinem Gaumen machte sich derweil jenes Prickeln breit, das nur kennt, wer entweder selbst schlimmer Allergiker ist oder wer alternativ eine mehr als ungesunde Überdosis dieses knisternden Brausepulvergranulats in seinem Mund hatte. Neu war auch für mich hingegen, dass sich auch meine Arme und weite Teile des Oberkörpers in die diversen Charakteristika einer massiven Überempfindlichkeit einreihten. Ich sah sie zwar in der Dunkelheit nicht, fühlte aber, wie sich auf meiner Haut im Abstand von wenigen Zentimetern schöne Quaddelmuster bildeten.

Auch ohne die fachkundige Diagnostik eines gerade nicht anwesenden Kinder- oder Kurarztes wusste ich: Ich hatte gerade einen akuten Allergieanfall! Mein Freund neben mir, der aufgrund der selig machenden Wirkung des Hopfens bereits friedlich eingeschlafen war, wachte natürlich durch den Lärm, den ich keuchend und schniefend verursachte, auf. Er sah mich trotz seiner Müdigkeit fassungslos an wie ein Kind, das zum ersten Mal in eine Zitrone beißt.

„Mensch, Du siehst ja schlimm aus", rief Markus. „Das ist ja noch schlimmer als heute Nachmittag, Alter! Du musst Dir dringend irgendwas einwerfen!"

Dummerweise konnte ich mir nichts einwerfen, und ich konnte mir auch nichts einsprühen, denn alle Antihistaminika, die mir in diesem Moment hätten helfen können, befanden sich entweder zuhause im Medikamentenschrank in unserem Badezimmer – oder noch in der Apotheke. Dafür war zwischenzeitlich meine altbekannte Fahrradkette wieder zwischen Kehlkopf und Bronchien montiert worden. Sie schien in den vergangenen zwei Jahren sogar noch ein Stück rostiger geworden zu sein.

„Sag schon, hast Du was dabei, Mann?", fragte Markus, und ich bildete mir ein, aus seiner Stimme denselben panischen Unterton herauszuhören, der bei Christopher damals ebenfalls mitschwang. „Ich hol's Dir auch. Aber Du rasselst wie ´ne Klapperschlange!"

„Neiiin", schniefte ich und überlegte, ob die Flüssigkeit, die mein Kinn hinunterlief, aus Nasensekret oder Tränen bestand. „Allef zuhaufe!"

„Scheiße", sagte er.

„Voll scheife", sagte ich.

Wir beschlossen als Sofortmaßnahme, dass es nicht schaden konnte, mich schleunigst unter die Dusche zu stellen. Nachdem Dr. Hofmeister mir einst erläutert hatte, dass es die Pollen nur mittels eines anhaltenden Regens aus der Luft waschen würde, half es sicher für den Moment auch, wenn ich mich selbst mit ausreichend Wasser überschüttete. Wir liefen in der Dunkelheit zum Hauptgebäude des Campingplatzes, das allerdings auch nur dürftig mittels einer kleinen Notlampe oberhalb des Büros sowie des Lichtes des Getränkeautomaten beleuchtet war. Trotzdem fanden wir die Türe zum Duschraum – und auch den Lichtschalter, der uns unmittelbar danach in der Helligkeit eine weitere Erkenntnis bescherte: Duschen kostete hier Geld, und zwar exakt 50 Pfennig, die man in einen silbernen Münzautomaten neben der Armatur einwerfen musste.

„Hast Du Kohle dabei?", fragte mein Freund Markus, gab sich im nächsten Moment aber gleich selbst die Antwort, nachdem er mich in meinem ausgewaschenen Garfield-T-Shirt und meinen taschenlosen Boxershorts vor sich stehen sah. Er rannte zurück zu unserem Zelt, aber ich wusste, dass die Aussichten, dort 50 Pfennig zu finden, verhältnismäßig schlecht sein würden: Wir hatten vorhin unser gesamtes Kleingeld aus vier Geldbörsen zusammengeworfen, um aus dem Zigarettenautomaten am Camping-Kiosk eine Gemeinschaftsschachtel HB herauszuholen. Deshalb war ich auch nicht weiter überrascht, als er nach drei Minuten vollkommen außer Atem vor mir stand, um mir mitzuteilen, dass weit und breit und von Sven und Tommy kein Fünfzig-Pfennig-Stück aufzutreiben war – und auch keine Mark, mit der ich doppelt so lange duschen hätte können.

Es gab nun nur noch zwei Möglichkeiten, meinen Körper zumindest von den allerschlimmsten Qualen zu befreien. Die eine Option war, einen Rettungswagen zu rufen, was mangels Münzgeldes aber auch nur funktionierte, wenn wir den Platzbetreiber weckten. So weit dachten wir aber nicht, denn Option zwei war viel naheliegender: Ich musste umgehend in den See springen. Wir taperten barfuß in Richtung Ufer, und nachdem die Nacht zwar klar war, dummerweise aber beinahe Neumond herrschte, konnte man nicht richtig erkennen, wo das Schilf aufhörte, das unsere Fußsohlen gerade zerkratzte – und wo der See begann. Dreißig Sekunden später wussten wir es: Wir waren der Länge nach hineingefallen!

Als Markus und ich wenig später patschnass und mit zerschundenen Füßen zum Zelt zurückkehrten, hatten sich die akuten Symptome erst einmal verzogen. Das Jucken in meinen Augen war einem leichten Brennen gewichen. Ich konnte auch wieder etwas befreiter durchatmen, zumindest so gut, dass es für eine weitere Beruhigungszigarette reichte. Und die Quaddeln auf meiner Haut waren kleiner geworden. Selbst die Kette schnurrte nun wieder beinahe wie bei einem frisch gewarteten Rennrad. Wir erzählten Tommy und Sven ziemlich durcheinander, was passiert war. Gemeinsam beschlossen wir, am nächsten Tag das Experiment „Camping am alten Speichersee" abzubrechen und nach Hause zu fahren. Und so kam es auch.

Aufgrund der vielen Schnittwunden konnte ich kaum gehen und war froh, als ich ein paar Stunden später, nachdem es hell geworden war und die Jungs die Zelte schweigend und rauchend wieder abgebaut hatten, endlich auf meinem Roller saß. Ich hatte außerdem massive Halsschmerzen und konnte kaum schlucken. Das Schlimmste aber war das Bewusstsein, mir dringend einen neuen Arzt suchen zu müssen, der dort weitermachte, wo Dr. Hofmeister vor einigen Jahren aufgehört hatte. Am dringendsten brauchte ich ein Rezept für eine neue Packung Allergospasmol, denn nicht immer würde ein See in der Nähe sein, wenn ich den nächsten Anfall hatte. Und der würde kommen, so viel war nach den letzten 24 Stunden leider sicher.

Kapitel 7

Mit mir ist nicht gut Kirschen essen

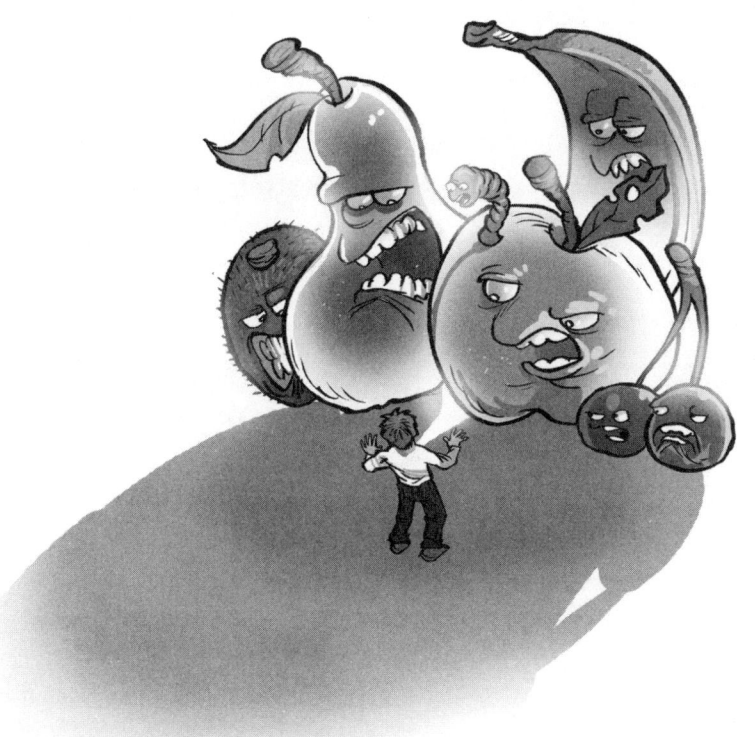

*E*in paar Tage nach dem ernüchternden Erlebnis am alten Speichersee hatte meine Mutter für mich einen Arzt gefunden, der in die Fußstapfen Dr. Hofmeisters treten und meine daumendicke, gelbe Patientenmappe fortschreiben würde. Sie war aufgrund der Vorkommnisse höchst besorgt, obwohl ich ihr nur die Hälfte dessen erzählt hatte, was wirklich passiert war.

„Und Du hast wirklich genug Luft bekommen?", fragte sie.

„Na klar", lachte ich. „Nur der Juckreiz war echt doof. Aber sonst war das alles total harmlos, echt."

„Warum seid ihr denn dann nicht noch das Wochenende dort geblieben?"

„Ach, das Wetter war da unten nicht so toll", sagte ich.

„Der See ist doch gar nicht so weit entfernt", wunderte sich meine Mutter und schüttelte den Kopf. „Hier in der Stadt war der Freitag ganz wunderbar."

„Naja, und die blöden Schnaken", beschwichtige ich noch; in der Hoffnung, dass die Diskussion dann ein Ende hatte.

„Ja, das kann ich mir vorstellen", sagte meine Mutter.

Mir war klar, dass sie mir kein einziges Wort glaubte.

Mittlerweile gab es in den Gelben Seiten im Abschnitt „Ärztetafel" den Unterpunkt „Hautärzte/Allergologen" – zwischen „Hals-, Nasen- und Ohrenheilkunde" und „Internisten". Langsam schien mein Gebrechen Karriere zu machen. Da es außer den Erfahrungen anderer Patienten jedoch keinerlei Möglichkeit gab, etwas über Freundlichkeit, Vertrauenswürdigkeit und vor allem fachliche Kompetenz des behandelnden Arztes herauszufinden, entschieden wir uns für Herrn Dr. Meinert. Der hatte seine Praxis zwar nicht unbedingt in der Nähe meines Elternhauses, und persönlich kannte den Mann aus unserer Familie ebenfalls niemand. Aber er hatte immerhin Frau Kellermann, eine sehr resolute Arbeitskollegin meiner Mutter, schon einmal erfolgreich von einem hartnäckigen Nagelpilz befreit. Das musste als Qualifikation ausreichen.

Am Montag, direkt nach der letzten Schulstunde, fuhr ich mit dem Roller zu meinem neuen Arzt. Ich war zehn Minuten zu spät dran, weil mich unsere Biologielehrerin Frau Strobel noch in ein kleines Streitgespräch über das Für und Wider genetisch veränderter Pflanzen verwickelte. Die Diskussion darüber kochte gerade erstmals öffentlich auf, und ich stand felsenfest auf dem Standpunkt, dass die weltweite Laborforschung gefälligst wenigstens alle Nutzgetreidesorten dahin gehend optimieren solle, dass deren Samen sich auch ohne zu blühen vermehren könnten. Frau Strobel schüttelte irgendwann abfällig den Kopf und ging beleidigt aus dem Raum.

„Du bist zu spät", keifte mich eine beleibte, zerknitterte und grauhaarige Frau am Empfang an.

„Ich weiß", sagte ich und wunderte mich ein bisschen über ihren harschen Ton. Immerhin war ich hier ein neuer Patient und würde ihrem Chef sicherlich ein paar Mark an zusätzlichen Einnahmen bescheren und damit auch ihren Arbeitsplatz zu sichern helfen, zehn Minuten hin oder her.

„Wir machen unsere Termine nicht zum Spaß", schimpfte die Frau, deren Stimme einen überaus bedrohlichen Klang hatte, der sicherlich durch jahrzehntelangen Konsum von Branntweinerzeugnissen und Nikotin gepflegt worden war.

„Kommt nicht wieder vor", flüsterte ich und senkte den Blick.

„Das hoffe ich mal", sagte die Frau, und bevor ich zu einer leisen Beschwerde über die unfreundliche Begrüßung ansetzen wollte, erkannte ich auf ihrem weißen Kittel ein silbernes Namensschild mit der Aufschrift „Hildegard Meinert". Mit der Mutter des Doktors wollte ich mich dann doch lieber nicht anlegen.

Nach dem Anschiss schickte mich der Praxisdrachen in einen fensterlosen Raum im dritten Stock eines schmuck- und fahrstuhllosen Gebäudes. Das Zimmer war mit einer Vielzahl Fotos von exotischen Pflanzen dekoriert, die ich allesamt nicht kannte. Rosen, Tulpen oder Margeriten flößten selbst mir als Hyperallergiker nicht wirklich Respekt ein. Hier aber handelte es sich um imposant vergrößerte Bilder, die farbenprächtige Gewächse von den Ausmaßen eines Gullydeckels zeigten, in beeindruckenden Formen und mit riesigen Blütenblättern, mächtigen Staubbeuteln und Staubfäden wie Männergürtel. Man konnte bei längerem Betrachten jede einzelne Polle erkennen, die sich auf den Pflanzen befand, und nach einigen Minuten war mir, als konnte ich sie auch spüren: Ich musste, wie aus dem Nichts, mehrmals kräftig niesen! Die Gestaltung seiner Praxis ließ schon mal keinen Zweifel aufkommen, dass es diesem Doktor durchaus ernst war mit der Ausübung seiner Fachrichtung.

Dabei legte Dr. Meinert größten Wert darauf, seine Patienten je nach Erkrankung in verschiedenen Bereichen warten zu lassen, die sich getrennt vom Empfangstresen gegenüber voneinander befanden. Er fand diese Idee anscheinend besonders progressiv und hatte auf „unser" Zimmer „Allergologie" und auf das andere „Dermatologie" schreiben lassen. Das Wartezimmer der Hautkranken hatte ungerechterweise ein Fenster, weil es auf der Straßenseite lag, dafür aber keine besonders behagliche Wandgestaltung. Soweit ich das erkennen konnte, wenn jemand in unseren Raum ging und jemand anderes gegenüber herauskam oder umgekehrt, hingen dort zahlreiche Zeichnungen von verschiedenen Hautschichten, Beispiele für gefährliche Muttermale und ähnliches medizinisches Anschauungsmaterial herum. Ich ertappte mich bei einer gewissen Genugtuung, nicht dort sitzen zu müssen, wo die Aussätzigen warteten mit ihren Warzen, Pickeln und Flechten und fand die Idee mit den zwei Wartezimmern doch nicht ganz so übel.

Zu meinem Leidwesen war aber auch die Wartezeit leider locker doppelt so lange, wie es bei Dr. Hofmeister üblich gewesen war, wo es meiner Meinung nach auch schon nicht besonders schnell zuging. Vielleicht war das hier ein kleiner Racheakt der strengen Arztmama. Ich hatte zwar die Zeit, die ich bis dahin in Praxen oder Vorzimmern von Kureinrichtungen verbrachte, noch nicht zusammengezählt. Aber ich mutmaßte, dass ich – inklusive der so obligatorischen wie nervtötenden halben Stunde Ruhezeit nach jeder Allergiespritze – von meinen sechzehneinhalb Lebensjahren sicherlich schon ein paar Wochen ausschließlich zwischen hustenden, niesenden und wimmernden Leuten wie mir verbracht hatte. Und hier würden, das zeichnete sich bereits jetzt ab, noch einige Monate hinzukommen. Mindestens!

Als ich nach knapp eineinhalb Stunden von Dr. Meinerts Mutter über die Sprechanlage im Kasernenhofstil ins Behandlungszimmer gerufen wurde, musste ich erkennen, dass der Wechsel des Aufenthaltsortes innerhalb einer Praxis hier noch nicht bedeutete, dass man auch drankam. Ich war allenfalls räumlich ein paar Meter näher an den Doktor herangerückt, denn ich konnte aus dem Raum, in dem ich mich nun befand, seine Stimme von nebenan hören. Es war eine unglaublich sanfte, fast weibliche Stimme, und sie redete mild auf einen Patienten aus dem „Dermatologie-Bereich" ein. Weitere zwanzig Minuten später kam Dr. Meinert endlich zu mir und wusch sich die Hände.

„Was für ein hartnäckiges Karbunkel", lachte er, als er sich die Finger einzeln abtrocknete. „Da wäscht man doch lieber zweimal."

Ich fühlte mich ein paar Sekunden zurückversetzt in meine Kindheitstage, als Dr. Hofmeister sich stets mit meiner Mutter ausführlich über meine Allergie unterhielt und ich kein Wort davon nachvollziehen konnte, aber meinen unwissenden Blick schien Dr. Meinert in diesem Moment wohl zu bemerken.

„Ach so, das ist 'ne hartnäckige Eiterbeule. Blöde Medizinersprache. Ist bei Diabetes leider nicht unüblich", sagte er, lachte wieder und schüttelte mir die Hand.

Ich war mir nicht ganz sicher, ob ich das wirklich hätte wissen wollen, aber nun war es zu spät. Ich konnte nur hoffen, dass Seife und Wasser alle Karbunkel-Rückstände von seinen Händen gespült hatten. Nicht, dass ich künftig zwischen den beiden Wartebereichen hin- und herpendeln musste! Dr. Meinert sah ungefähr so aus, wie er sich anhörte. Er war braun gebrannt, gertenschlank und hatte beinahe die faltenlosen Gesichtszüge eines Jungen in meinem Alter, obwohl er sicherlich schon Mitte fünfzig war.

„Hast Du lange warten müssen?", fragte er mich.

„Naja, ging so", antwortete ich. Ihre werte Mutter hat mich einfach sitzen lassen, dachte ich.

„Hat Dich meine Frau einfach sitzen lassen, was?", lachte er. „Wird nicht mehr vorkommen!"

Ich war erleichtert, dass ich ausnahmsweise einen Gedanken nicht sofort ausgesprochen hatte. Vor allem aber war ich perplex! Wie konnte dieser sympathische Mann, der rein äußerlich eine Mischung aus Magnum und Max Schautzer darstellte, zu einer Gattin kommen, gegen die selbst die leibhaftige Xanthippe wirkte wie eine Elfenprinzessin? An seinem linken Mittelfinger befand sich ein mächtiger, goldener Siegelring, und um den Hals trug er eine dünne, ebenfalls goldene Kette mit einem kleinen Segelschiff als Anhänger. Irgendwie tat mir dieses überaus gepflegte Abbild eines Groschenroman-Mediziners jetzt schon leid, aber ich versuchte, mir etwaige denkbare Bilder des ungleichen Paares erst gar nicht vorzustellen. Ich war ja vorwiegend deshalb hier, um endlich wieder eine frische Packung Allergospasmol verschrieben zu bekommen, das ich offenbar dringender brauchte als mir lieb war.

„Hat er's endlich geschafft, der alte Gauner", sagte Dr. Meinert, als er von mir erfahren hatte, weswegen ich hier und bei wem ich vorher in Behandlung gewesen war. „Aber bist Du denn nicht ein bisschen zu alt für einen Kinderarzt?", fragte er und lachte wieder.

Ich fand die Formulierung leicht anmaßend, antwortete aber wahrheitsgemäß, dass ich die letzten zwei, drei Jahre nicht mehr zu Dr. Hofmeister gegangen war, weil er uns versichert hatte, meine Allergie und damit all die negativen Begleiterscheinungen, die sein Wirken notwendig machten, seien nun ein für alle Mal vorbei.

„Ach, der gute Bernhard. Der hat vom Feld der Allergologie doch keine Ahnung gehabt", feixte Dr. Meinert. „Soll er jetzt mal lieber um die Welt schippern mit seiner ollen Jolle. Es sei ihm vergönnt. Gut, dass wir zwei uns jetzt kennenlernen."

Ich wusste nicht so recht, ob ich das auch gut finden würde, aber ich fürchtete, keine andere Wahl zu haben. Dr. Meinert rief seine ihm angetraute Sprechstundenhilfe und wies sie gütig an, einen Prick-Test vorzubereiten. Ich hatte diese überaus lästige Untersuchung schon verdrängt, aber nun war mir der Setzkasten des Grauens wieder präsent.

„Meinen Sie, das muss echt sein?", fragte ich zaghaft und blickte bange in die blitzenden Augen der Arztgemahlin, in denen die perfide Vorfreude einer durch und durch sadistisch veranlagten Person aufblitzte.

„Ja, das muss echt sein", lachte mich Dr. Meinert an. Der sonnengebräunte Mann mit dem Goldschmuck schien mir ein fröhlicher Zeitgenosse zu sein. Er reichte mir ein Formular.

„Bitte aufmerksam durchlesen und unterschreiben", mahnte er – und lachte ausnahmsweise mal nicht.

„Warum das denn?", fragte ich.

„Nur zur Sicherheit", sagte Dr. Meinert und lachte nun doch wieder.

„Und wegen meiner Versicherung!"

Ich las, dass während des bevorstehenden Tests bei etwa fünf Prozent aller Menschen Nebenwirkungen auftreten können und dass ich mir dessen vollumfänglich bewusst sei, was jedoch, ehrlich gesagt, keineswegs der Fall war! Außerdem stand dort etwas von Atemnot, Schwindel und Erbrechen, und tatsächlich: Mir wurde jetzt schon schlecht! Diese möglichen Konsequenzen hatte mir Dr. Hofmeister nicht mitgeteilt. Ich erinnerte mich lediglich dunkel daran, dass meine Mutter irgendetwas unterschrieb, bevor ich das allererste Mal die Prozedur über mich ergehen lassen musste. Aber hatte sie nicht damals gesagt, dass das mit mir nichts zu tun hätte? Wie auch immer – es half nichts: Mein dringend notwendiges Rezept würde ich ohne den Test sicher nicht bekommen. Also übersprang ich lieber die Passagen, die unter der Rubrik „Seltene Komplikationen" standen, und signierte den Wisch. Frau Meinert stand derweil schon grinsend parat mit dem Setzkasten. Der Spaß konnte beginnen!

Eine halbe Stunde später saß ich wieder im fensterlosen Riesenblumen-Wartezimmer und pustete unter den – wahrscheinlich je nach Anfälligkeit – mitleidigen bis beiläufigen Blicken einiger anderer Allergie-Patienten Luft auf meinen linken Unterarm, so fest ich konnte. Zu meinem Leidwesen hatte sich das merkwürdige Verfahren nicht wirklich verbessert, sodass ich wieder die üblichen Stiche mit den üblichen allergieauslösenden Testsubstanzen verabreicht bekam. Bis ich herausgefunden hatte, dass der Name dieser Tortur aus dem Englischen stammte, hatte ich den vermeintlichen Erfinder Herrn Prick schon zigfach verflucht: Konnte sich dieser elende Versager nicht etwas Neues einfallen lassen, womit man feststellen konnte, was ein Körper alles nicht vertrug?

Wie nicht anders zu erwarten, warf mein Arm Blasen wie ein Hefeteig beim Gehenlassen, während sich sämtliche zur Verfügung stehenden Sekrete aus ihren Depots lösten und sich einen Weg aus meiner Nase an die Luft bahnten. Die Auswertung dieser elenden Marter hätte sich Dr. Meinert getrost sparen können: Selbst ein völliger Laie mit dem medizinischen Fachwissen eines Damenfriseurs konnte sehen, dass jede Flüssigkeit auf meiner Haut bis auf die Neutrallösung unten links auch diesmal bis zum Maximalausschlag reagiert hatte – zumindest hatten die meisten der in zwei parallelen, senkrechten Linien verlaufenden Quaddeln kaum noch Platz nebeneinander. Welche Allergen-Extrakte genau mir mein neuer Doktor auf den Arm träufelte, wusste ich zu diesem Zeitpunkt noch nicht: Mein Arm war wachstumsbedingt dummerweise ein Stück länger geworden seit dem letzten Prick-Test, den noch Dr. Hofmeister gemacht hatte, weshalb leider auch deutlich mehr Tropfen darauf passten. Kurz darauf erfuhr ich, was sich neben den üblichen Verdächtigen wie Birke, Erle, Buche, Spitzwegerich und Co. diesmal noch alles im Angebot befand.

„Frühblüher, Spätblüher, Gräser, Bäume – das ist ja das volle Programm", lachte Dr. Meinert. „Selten so einen schönen Arm gesehen."

So sanft die Stimme dieses Mannes auch sein mochte, so wenig konnte sie mich jetzt trösten. Dass ich gegen all den Kram allergisch war, wusste ich überdies längst selbst. Ich hatte es schließlich erst in der vergangenen Woche am alten Speichersee am eigenen Leib gespürt.

„Und eine ganze Reihe Früchte."

Das war neu!

Als wären Allergien gegen Baum- und Gräserpollen, gemeinhin als Heuschnupfen bezeichnet, nicht schon lästige Plagen genug, gibt es eine ganze Reihe weiterer Unverträglichkeiten, die damit in einem unseligen Zusammenhang stehen. Weiß der Geier, warum die Natur die jeweiligen Eiweißverbindungen, die den guten, alten Mastzellen als Vorhut unseres Immunsystems das Leben so schwer machen, derart ähnlich konstruiert hat. Fakt ist jedoch, dass knapp die Hälfte aller Heuschnupfenpatienten auch eine Vielzahl an sogenannten „Kreuzallergien" entwickelt.

Das liegt daran, dass Birken-, Haselnuss- und Apfelpollen zum Beispiel absolut vergleichbare Strukturen aufweisen. Und so geht bei rund 50 Prozent all derer, die ohnehin schon unter Birken zu leiden haben, auch bei Haselnüssen und Äpfeln der Karneval im Körper los – und zwar im Vergleich zu unserem leider sehr langlebigen Lieblingsbaum, der es auf stolze 160 Jahre und damit auch 160 Blütenbildungen bringen kann, im schlimmsten Fall auch noch ganzjährig. Die Birkenpolle ähnelt darüber hinaus unter anderem den spezifischen Eiweißverbindungen von Birne, Kiwi, Maracuja, Pfirsich oder Pflaume, Mandel, Walnuss oder Karotte. Wer hingegen keine Gräserpollen verträgt, der sollte bei Bohnen, Erbsen oder Soja, Blattspinat, Mangold und Wassermelonen aufpassen!

Erstaunlicherweise lässt die Allergie auslösende Wirkung dieser Lebensmittel oftmals nach, wenn sie gekocht, gebacken oder sonst wie verarbeitet wurden. Und rote Äpfel sind gemeinhin verträglicher als grüne. Bei Nüssen und Sellerie jedoch sind die Allergene leider mehr oder weniger hitzeresistent. Da hilft dann nur die konsequente Vermeidung. Wenn man überhaupt weiß, worin Nüsse oder Sellerie enthalten sind. Zwar schreiben die Hersteller gerne mal eine die Produkthaftung ausschließen sollende Kennzeichnung „Kann Spuren von … enthalten" auf ihre Produkte. Wer aber keine Selleriefragmente in einem Schokoriegel vermutet, der schaut vielleicht auch nicht genau auf die Verpackung, bevor er nach dem ersten Bissen einen anaphylaktischen Schock bekommt.

Außerdem lösen zwar Getreide, Krebstiere, Eier, Fisch, Erdnüsse, Milchprodukte, Schalenfrüchte, Sellerie, Senf, Sesamsamen, Sulfite und Weichtiere rund 90 Prozent aller Lebensmittelunverträglichkeiten aus und sind damit seit einigen Jahren vom Gesetzgeber als kennzeichnungspflichtig eingestuft, seit Dezember 2014 sogar EU-weit. Die restlichen zehn Prozent aber bleiben das dunkle Geheimnis auf jedem Allergiker-Speiseplan, und in einem Restaurant hilft sowieso nur nerviges Nachfragen (was aus Scham natürlich kaum einer macht) – oder aber Beten. Man kann aber auch gerne versuchen, den kein Wort Deutsch sprechenden Rotchinesen aus dem Asia-Imbiss um die Ecke zu überzeugen, eine eigentlich vorgeschriebene Liste an Zusatzstoffen für seine Speisen auszuhängen. Er wird wie die meisten seiner Kollegen auch sicher empfänglich für diesen Vorschlag sein.

Auch die Symptome sind von Betroffenem zu Betroffenem individuell grundverschieden. Bei jedem einzelnen der zig Millionen Allergiker reagiert das Immunsystem anders auf die diversen Allergene. Beim einen gehen Korbblütler und Kürbisgewächse nicht zusammen, beim anderen vertragen sich Lorbeergewächse und exotische Früchte nicht. Mancher muss sein ganzes Allergikerleben lang Doldenblütler vermeiden, während einige ihre Probleme mit Lippenblütlern nur in der warmen Jahreszeit verspüren. Die Kombinationsmöglichkeiten der Reaktionen sind schier unendlich, und es ist immer wieder spannend und frustrierend zugleich, welche Überraschungen sich der eigene Organismus für die kommende Saison überlegt hat.

Und noch ein Hinweis an die Vertreter der Bio-Fraktion, die gerne mal behaupten, dass es in erster Linie die bösen Fremdstoffe in unseren Lebensmitteln sind, die uns Allergiker überhaupt erst krankmachen: Es gilt mittlerweile als erwiesen, dass je naturbelassener ein Lebensmittel ist, desto eher es auch eine allergische Reaktion hervorrufen kann. Wir dürfen also guten Gewissens im Supermarkt auch mal zu den gespritzten Früchten greifen …

Ich hatte natürlich im Laufe der vergangenen Jahre immer mal wieder bemerkt, dass sich bei der einen oder anderen Obstsorte ähnliche körperliche Reaktionen bemerkbar machten wie etwa bei einer Rollerfahrt entlang eines Feldes voller blühender Haselnusssträucher. Kiwis etwa gingen schon lange nicht mehr, ohne dass sich mein Gaumen in eine Buckelpiste verwandelte und meine Lippen auf Schmollmundniveau anschwollen. Meine Mutter schob dieses Phänomen aber vorwiegend auf die Behandlung mit zu viel Insektenvernichtungsmitteln, die auf den Kiwi-Plantagen in Neuseeland, Chile oder Italien versprüht wurden – und strich die Früchte irgendwann vom Speiseplan.

Auch ansonsten war meine Ernährung vor allem in der letzten Zeit insgesamt nicht die gesündeste gewesen: Meine Mutter war längst wieder berufstätig und kochte mir nicht mehr wie früher frische Sachen, sondern spendierte mir der Einfachheit halber entweder eine ihrer Essensmarken, die sie von der Firma bekam, und die beim Metzger, dem Hähnchenwagen, in der Bäckerei sowie der Pizzabude in unserem Viertel galten. Oder sie legte mir fünf Mark auf den Dielentisch, die ich beim Metzger, dem Hähnchenwagen, in der Bäckerei sowie der Pizzabude unseres Viertels ebenfalls gegen Essbares eintauschen konnte. Kurzum: Ich kam – außer mit meiner Leibspeise Kirschen – mit Obst und Gemüse so gut wie gar nicht in Berührung, geschweige denn mit Kräutern. Ich aß nicht gesund. Und genau deswegen hatte ich keine Probleme!

Zumindest bis auf jene Beschwerden, die sich neulich in der Schule eingestellt hatten – und die ich nicht hundertprozentig zu deuten wusste: Ich aß zwar zeit meines Lebens nie besonders viele Süßigkeiten, gönnte mir aber ab und zu schon mal einen der aus der Fernsehwerbung bekannten Schokoriegel, welche unser Schulhausmeister für eine Mark in der großen Pause verkaufte. Stellten mich Bounty, Mars oder Raider vor keinerlei ernährungsphysiologische Schwierigkeiten, hatte ich nach dem letzten Snickers gleich drei Sprühstöße Allergospasmol benötigt, um wieder ausreichend Luft für die folgende Mathestunde zu bekommen. Da ich noch nie von einer Allergie gegen Karamell oder Nougat gehört hatte, führte ich die Reaktion meines Körpers auf die enthaltenen Erdnüsse zurück, war mir aber ich nicht ganz sicher.

Nach dem Besuch bei Dr. Meinert hatte ich es schwarz auf weiß, dass ich eine ganze Menge Lebensmittel von meinem Speiseplan streichen musste. Neben den von mir schon vermuteten Erdnüssen waren absolut verzichtbare Sachen darunter (Äpfel, Pflaumen, Walnüsse), aber auch Dinge, die ich gemeinhin recht gerne mochte (Aprikosen, Champignons, Melonen). Ich erzählte meiner Mutter, was der neuerliche Prick-Test ergeben hatte.

„Das ist ja furchtbar", sagte sie und blickte traurig auf die Schale voller frischer Birnen und Bananen, die stets in unserer Küche stand – von mir aber seit bestimmt zwei Jahren nicht angerührt wurde, weil ich fand, dass eine Tüte Kartoffelchips mit Barbecuegeschmack bei einem jungen Menschen einfach einen höheren Grad an Befriedigung verursachte. Außerdem hasste ich Birnen und Bananen! „Und unsere schönen Zwetschgen kannst Du jetzt auch nicht mehr essen."

„Ich weiß", sagte ich und setzte den traurigsten Blick auf, den ich mimisch zur Verfügung hatte. Niemals hatte ich mich in all den herrlichen Jahren meiner Kindheit zu sagen getraut, dass die wurmstichigen, sauren und in aller Regel auch noch steinharten Zwetschgen, die der knorrige Baum in unserem Garten abwarf, in mir einen regelrechten Ekel auslösten. Ich verabscheute das Zeug wie die Pest und würgte es nur deshalb nahezu unzerkaut herunter, weil ich wusste, dass meine Mama den Zwetschgenbaum über alles liebte, weil er noch von Großmutter gepflanzt wurde! „Ich finde es doch auch so schade", sagte ich. „So sehr."

Während sich mein Trennungsschmerz in Bezug auf unsere Zwetschgen also in Grenzen hielt, fand ich die Aussicht, womöglich nie wieder ein Snickers essen zu dürfen oder eine Aprikose nicht ganz so erquicklich. Wirklich verzweifelt wäre ich allerdings nur gewesen, wenn ich auch keine Kirschen mehr hätte essen dürfen – einerseits natürlich, weil sie mir seit jeher so gut schmeckten wie sonst kaum ein anderes Lebensmittel. Und andererseits, weil damit ein großartiger Brauch zusammenhing, den ich aufrichtig liebte: Ein paar Hundert Meter hinter unseren Häusern, kurz, bevor der Wald anfing, befand sich ein öffentlicher Obstgarten, der von der Stadt verwaltet wurde und auf dem eine ganze Menge Kirschbäume wuchsen. Es hatte früher wohl deutlich mehr solcher frei zugänglichen Gärten gegeben, um der örtlichen Bevölkerung etwas Gutes zu tun, aber die meisten von ihnen wurden nach und nach dann doch lieber in teures Bauland umgewandelt. An unseren Kirschgarten aber hatte sich das Bauamt noch nicht herangewagt, und so gehörte es zu den gesellschaftlichen Höhepunkten in unserem Viertel, dass die Bewohner dort kostenlos die Früchte ernten konnten. Immer, wenn der Gemeindevorsteher die Kirschen für reif erklärte und einen entsprechenden Aushang machte, gab es ein riesiges Fest. Die Männer tranken Bier, während die Frauen die Bäume abernteten. Die Kinder kletterten in den Ästen herum und aßen, bis sie nicht mehr konnten. Und die männlichen Jugendlichen tranken erst Bier und versuchten dann, durch waghalsige Klettermanöver in den Bäumen das andere Geschlecht zu beeindrucken.

Eine Konsequenz aus Dr. Meinerts unerfreulicher Untersuchung war natürlich, dass meine Mutter versuchte, mir Nährstoffe und Vitamine auf eine möglichst verträgliche Art zu verabreichen. Zu jedem Frühstück gab es fortan eine kleine, orangefarbene Tablette, die angeblich gesünder war als eine gesamte Einkaufswagenladung frischer Zutaten – und die als Monatspackung vor allem auch mehr kostete! Aber es handelte sich schließlich auch nicht um eine gewöhnliche Vitaminpille, zumindest erklärte die Apothekerin es uns so. Vielmehr war das nach fauligen Mandarinen schmeckende Teil eine in Deutschland angeblich bis vor Kurzem verbotene Entwicklung aus der bemannten amerikanischen Raumfahrt gewesen, die gewährleisten sollte, dass eines fernen Tages die Astronauten während ihres jahrelangen Fluges auf den Mars keine Mangelerscheinungen bekommen würden. Dass das Ganze ein riesiger Humbug war, für den meine Eltern in den folgenden Jahren mehr Geld ausgaben als beispielsweise für ihre Stromrechnung, das ahnten wir damals noch nicht. Die Apothekerin dagegen wahrscheinlich schon.

Andererseits bedeutete das Ergebnis des Prick-Testes natürlich auch, dass ich eine erneute Desensibilisierung über mich ergehen lassen musste, um der Vermehrung meiner Unverträglichkeiten rasch entgegenzuwirken. Ich ertrug die Kunde, die mir Dr. Meinert bei meinem zweiten Besuch eine gute Woche später ebenso lachend wie unmissverständlich übermittelte, wie ein Mann: Ich heulte wie ein Schlosshund!

„Ich bin zwar kein Freund von dieser stumpfsinnigen Spritzerei", sagte der Doktor gut gelaunt. „Aber was Besseres fällt mir bei Deinen vielen Allergien auch nicht ein. Wir müssen erstmal das Schlimmste in den Griff bekommen, und dann probieren wir etwas anderes aus. Der Hofmeister hat Dich gegen Gräser geimpft, also sind jetzt die Bäume dran. Du hast ja letzte Woche gesagt, dass Dich zurzeit vor allem die Haselnuss und die Birke malträtieren, nicht wahr?"

„Schon. Und die ganzen Lebensmittel?", fragte ich bestürzt.

„Die sind quasi all inclusive", sagte Dr. Meinert und lachte.

In den folgenden drei Jahren meines Allergikerlebens marschierte ich also regelmäßig erst wöchentlich und später ein Mal pro Monat auf die Minute pünktlich zu den Meinerts und hoffte, dass die Furie ein Einsehen mit mir hatte und mich nicht zu lange im Riesenblumenzimmer hocken ließ. In meiner hilflosen Langeweile blätterte ich in vier bis sechs Wochen alten, abgegriffenen und sicherlich vollkommen verkeimten Magazinen, ließ die Spritzen über mich ergehen, die Frau Meinert jedes Mal schlecht gelaunt vorbereitete, lachte pflichtgemäß über Dr. Meinerts Scherze, las im Anschluss noch einmal die schäbigen Magazine und ging nach der stoisch abgesessenen Ruhezeit von dannen. Am Anfang der Therapie hatte mir der Arzt ein Merkblatt mitgegeben, was ich „unbedingt aufmerksam" lesen sollte. Ich schmiss das Ding allerdings direkt vor der Praxis verächtlich in den Papierkorb, denn wenn sich jemand in Sachen subkutaner Immuntherapie auskannte, dann war das ja wohl ich!

Die einzig spannenden Lichtblicke in der ganzen Eintönigkeit meiner regelmäßigen Praxisbesuche waren jene kuriosen bis furchterregenden Hautkrankheiten, an welchen die Patienten von gegenüber litten und für die Dr. Meinert offenbar oftmals die letzte Rettung zu sein schien: Wann immer ich eine der bemitleidenswerten Gestalten mit einem grobporigen Gesicht, offenen Händen, einem klaffenden Loch in der Kopfhaut oder einem klebrigen Verband um den Hals erkannte, wollte ich von meinem Arzt wissen, an welchem schlimmen Leiden der- oder diejenige wohl litt. Erst recht wollte ich es über jene Menschen wissen, denen man die Art der Erkrankung nicht ansah. Und weil Dr. Meinert nicht nur eine Koryphäe auf seinem Gebiet, sondern entgegen der ärztlichen Schweigepflicht auch noch überaus geschwätzig war, eignete ich mir nach und nach ein passables dermatologisches Fachwissen an.

Ich wusste Bescheid, wann es sich bei einem schwarzen Punkt unterhalb der Stirn um ein eher harmloses Basalzellkarzinom handelte und wann leider ein ernst zu nehmendes malignes Melanom diagnostiziert werden musste. Ich lernte schnell die verschiedensten Ausprägungen von Herpes Labialis. Ich merkte mir, dass die sogenannte Mallorca-Akne rein gar nichts mit der Pubertät zu tun hatte. Und ich prahlte in der Schule mit meinen fundierten Kenntnissen über sämtliche so spektakulär klingende Geschlechtskrankheiten von Chlamydien bis hin zu Trichomonaden. Wer wie ich jemals in geselliger Runde zwischen lauter Halbwüchsigen erzählen konnte, dass ein einzelliges Urtierchen jedes Jahr 150 Millionen Menschen beim Vögeln infizierte, der war beim abendlichen Colaweizen der König!

„Aber merk Dir eins", lachte Dr. Meinert eines Tages, als wir uns wieder über die unappetitlichen und doch irgendwie faszinierenden Bakterienarten austauschten, die sich zwischen Fußsohle, Genitalbereich und Oberlippe ausbreiten konnten: „Lattenrost ist keine Infektion!" Nach diesem Witz, den ich ab diesem Moment immer mal wieder zu hören bekam, kriegte er sich fast nicht mehr ein – und ich ziemlich unschöne Bilder nicht mehr aus dem Kopf. Vielleicht hätte ich doch aufhören sollen, mich mit ihm so umfassend und vertraut auszutauschen!

Meine Ernährung war unterdessen noch einseitiger und ungesünder geworden, was auch an der Sorge meiner Mutter lag, ich könnte nach dem Genuss eines irgendwo im Mittagessen versteckten Apfelstückchens einfach umkippen. Also gab es für mich keinerlei frische Lebensmittel mehr, sondern vorwiegend unverdächtige Gerichte wie Milchreis, Pfannkuchen oder Spiegeleier. Darüber hinaus benutzte ich meine Allergien nur allzu gerne, um mich mit Pizza, Pommes und Grillhähnchen vollzustopfen – Speisen, gegen die ich allesamt nachweislich ebenfalls nicht empfindlich war.

Die Schattenseite dieser zwar allergenfreien, leider aber auch so kalorienreichen wie nährstoffarmen Kost war jedoch ein nicht unerhebliches Übergewicht von geschätzten zehn Kilo, das vor allem deshalb zur Unzeit kam, weil ich just zu diesem Zeitpunkt das andere Geschlecht etwas intensiver für mich entdeckte. Ich musste also dringend abnehmen, wollte ich nicht als alleinstehendes, hyperempfindliches Pummelchen ins Erwachsenendasein wechseln. Also meldete ich mich im Fitnessstudio „Body World" an, das mit dem Roller von zuhause aus in nicht einmal zehn Minuten erreichbar war und das bis zu einer von der Lokalpresse viel beachteten Unterlassungserklärung mit dem originellen Slogan samt Foto warb, selbst Günter Strack in Form zu bringen, wenn er denn nur vorbeikäme. Was er – obwohl er in einem Dorf ganz in der Nähe wohnte – natürlich nie tat, im Gegensatz zu seinen Anwälten.

„Irgendwelche Krankheiten?", fragte der tätowierte Gorilla, der mir nach einem Rundgang durch die fraglos schlecht belüftete Halle schnell einen Einjahresvertrag für 35 Mark Monatsbeitrag vorlegte. Ich hielt dies zwar für reichlich unverschämt, unterschrieb aber trotzdem – denn ich konnte meine Eltern zuvor glücklicherweise überreden, mir die Mitgliedschaft zu bezahlen, weil ich ihnen vorgelogen hatte, dass Dr. Meinert diese Art der sportlichen Betätigung als für meinen Heilungsprozess absolut zuträglich empfahl. In Wirklichkeit hatte ich ihn jedoch nicht einmal gefragt, weil ich aus unerfindlichen Gründen Angst verspürte, er würde mir von dieser Art des Trainings abraten.

„Natürlich nicht", antwortete ich entschlossen und war mir sicher, dabei nicht zu lügen. Der Muskelmann meinte sicherlich keine Allergien mit seiner Frage. Im Übrigen schätzte ich ihn so ein, dass er mir auch einen Vertrag vorgelegt hätte, wenn ich ihm erzählte, dass ich nur zwei Herzklappen und eine halbe Lunge besäße. Schließlich bekam er sicher eine Provision für jeden Neuabschluss.

„Ist echt höchste Zeit, dass Du was machst", sagte der Gorilla mit einem abschätzigen Blick auf meinen Rettungsring, der seitlich in fahlem Weiß aus dem Garfield-T-Shirt herausragte, obwohl das mittlerweile locker vier, fünf Jahre alt und entsprechend ausgeleiert war. „Sonst hast Du's in fünf Jahren mit dem Rücken, Mann! Und aussehen tut's ja auch nicht, was?"

„Ja, das finde ich auch", antwortete ich und ließ mir lieber die Geräte erklären, an denen ich ab sofort dafür sorgen würde, dass aus einem unansehnlich gewordenen Multi-Allergiker wieder ein halbwegs durchtrainierter Multi-Allergiker wurde.

„Ach ja, Sauna haben wir auch", sagte der Gorilla noch, als wir mit dem Probetraining fertig waren, bei dem ich eine ähnlich gute Figur abgab, wie sie wahrscheinlich auch Günter Strack abgegeben hätte. Ich schaffte an keiner Station mehr als 25 Kilo, was – soweit ich das erkennen konnte – selbst fliegengewichtige ältere Damen locker stemmen konnten. „Ist hinter der Dusche, mit inbegriffen. Immer ab 15 Uhr.“

Ich war noch nie in einer Sauna gewesen. Meine Eltern benutzten sie zwar in unseren Unterkünften in Südtirol gerne, wenn diese ausnahmsweise eine besaßen – und sie schwärmten mir vor, dass es in Bad Gastein wohl ein Hotel gab, das gleich drei verschiedene Saunen anbot, mit unterschiedlichen Temperaturen. Das mochte südlich von Finnland vielleicht an eine Sensation grenzen, aber ich konnte dem unverhüllten Schwitzen auf einem Handtuch rein gar nichts abgewinnen. Ich genierte mich viel mehr bei dem Gedanken, dass man sich unter lauter nackten Menschen bewegen musste. So etwas wollte doch kein Mensch sehen!

Nun aber war ich in einem Alter, in dem ich zumindest eine bestimmte Sorte Mensch durchaus gerne nackt gesehen hätte. In einem Fitnessstudio mussten die Models doch förmlich ein- und ausgehen, stellte ich mir zumindest vor. Wenn diese dann noch einen Saunabesuch nach dem Training einlegten, dann konnte ich vielleicht auf unauffällige und doch zielführende Art Kontakt zu Mädchen knüpfen, ohne die Katze im Sack zu kaufen. Doch bevor ich mich an derartig intime Einblicke wagte, musste ich erstmal ein bisschen was für meine Form tun. Und das tat ich nun, mindestens zwei Mal die Woche.

Auch der aufmerksame Dr. Meinert bemerkte nach einiger Zeit, dass meine sportlichen Aktivitäten Wirkung zeigten: Ich rannte zunächst eine halbe Stunde auf dem Laufband, dann machte ich Übungen für Bizeps, Trizeps und Deltamuskel. Außerdem ein bisschen Beine. Ich war schon bei annähernd 50 Kilogramm Stemmgewicht angekommen und ehrlich stolz auf meine Disziplin. Auch den Speiseplan hatte ich geändert: Die Pizza wich einem Eieromelett, die Pommes wurden durch Salzkartoffeln ersetzt und das Grillhähnchen ganz gestrichen. Zumindest jede zweite Woche!

„Du siehst schlanker aus", sagte Dr. Meinert anerkennend, während seine missmutige Frau sogar noch ein paar Kilo zugelegt zu haben schien. „Das steht Dir!" Auch wenn mich Komplimente eines älteren Mannes, der noch dazu mein Arzt war, vielleicht ein wenig befremdeten, freute ich mich in diesem Fall aufrichtig darüber.

„Was machst Du denn so?", fragte er, während er die Spritzennadel langsam in meinen linken Oberarm schob, ohne auf diesen zu schauen.

„Fitnessstudiooooo", schrie ich, denn Dr. Meinert hatte gerade einen Muskel erwischt. Es tat mörderisch weh!

„Huch", sagte er und entschuldigte sich sofort. „Ich hab' einen Moment nicht aufgepasst."

Frau Meinert freute sich stumm in sich hinein und trampelte danach zur Tür hinaus. Dr. Meinert strich mir wie zum Trost über den Arm.

„Das hast Du mir gar nicht erzählt. Normalerweise solltest Du das mit mir absprechen", mahnte er. „Aber solange Du keinen Rasensport machst. Von dem würde ich Dir dringend abraten", sagte er und lachte. „Ganz dringend sogar!"

Vier Wochen später fühlte ich mich halbwegs vorzeigbar genug, um den allerersten Saunabesuch meines Lebens wagen zu können. Ich hatte gut und gerne fünf Kilo abgenommen, und fühlte bereits einen Ansatz von Bauchmuskulatur unterhalb der Fettschicht. Schon ein paar Mal hatte ich in der letzten Zeit von meinem Laufband aus beobachtet, wie ein bildhübsches, blondes Mädchen in der Umkleidekabine verschwand und erst nach einer guten Stunde wieder herauskam. So lange würde nicht mal ein derart anmutiges Geschöpf für Duschen, Haare waschen und Föhnen brauchen. Also schloss ich daraus, dass sie zwischenzeitlich in die Sauna ging. Das musste ich ausnutzen!

Um ein Haar jedoch hätte ich die schlanke und auch bei der sportlichen Betätigung immer adrett gekleidete, braun gebrannte Blondine an diesem Tag verpasst: Am frühen Nachmittag war ich wieder bei Dr. Meinert gewesen und hatte insgesamt über eine Stunde dort warten müssen, weil er zwei akute Gürtelrosen zwischen die vereinbarten Termine schob. Ich war sauer! Nun musste ich mein restliches Programm gehörig straffen, um noch den richtigen Zeitpunkt zu erwischen, wenn die schöne Unbekannte zum Schwitzen ging. Ich hoffte, dass wir alleine wären und sie irgendetwas zu mir sagen würde. Was das sein könnte – und vor allem wie ich darauf reagieren sollte, darüber hatte ich mir selbstverständlich keine Gedanken gemacht.

Ich lief ungefähr zwanzig Minuten auf dem Laufband vor mich hin. Irgendwie war ich allerdings nicht besonders gut in Form. Ich atmete seltsam flach, und meine Beine waren schwerer als sonst. Ich beschloss, lieber noch etwas an den Gewichten zu trainieren, damit meine Muskeln in der Sauna ausdefinierter waren. Also setzte ich mich an den Zugturm, legte ambitionierte 60 Kilo auf – und stellte fest, dass ich die Stange kaum einen Zentimeter zu mir herunterziehen konnte. Mit 50 Kilogramm ging es einigermaßen, aber schon nach vier oder fünf Wiederholungen begannen meine Oberarme zu schmerzen. Hatte der blöde Meinert am Ende wieder in einen Muskel gestochen, ohne dass ich es bemerkt hatte? Nach weiteren fünf Zügen war ich fix und alle. Ich hatte keine Ahnung, was heute mit mir los war. Ich würde doch hoffentlich nicht krank werden!

In diesem Augenblick sah ich, wie das Objekt meiner Begierde ihre Damenhanteln in die Ecke stellte, sich die Haare aus dem Gesicht strich und zielstrebig in Richtung Umkleide ging. Wenn ich nun noch zwei, drei kräftige Züge absolvierte, dann wäre mein Oberkörper zumindest für die nächsten Minuten in Sauna-Form. Ich zerrte angestrengt an der Stange herum, ließ aber kurz darauf erschöpft das Gewicht auf die restlichen Stahlscheiben knallen und marschierte mit stechend schmerzenden Armen in die Kabine. Dort legte ich eilig meine Sportkleidung ab, duschte mich kurz heiß ab, wie ich es immer machte, band mir mein altes Garfield-Handtuch um und ging vorsichtig durch die Tür zur Gemeinschaftssauna, die sich direkt hinter den beiden getrennten Garderoben in der Mitte eines kleinen Ruheraums befand. Ich blickte durch das Guckloch in der Holztür und erkannte, dass noch niemand in der Sauna saß. Also setzte ich mich hinein. Es roch nach warmem Holz und Tannenzapfen. Der Ofen knackte, das Licht war angenehm gedimmt, und ich musste zugeben, dass ich mich angesichts des ersten Eindrucks durchaus wohlfühlte. Hier konnte man es aushalten.

Nach etwa drei Minuten fühlte ich mich, als hätte man mich vor mehreren Tagen in der Wüste ausgesetzt. Ich schwitze wie ein Schwein kurz vor der Schlachtbank, mein Kopf brummte, und ich spürte, wie meine Halsschlagader im Zwei-Sekunden-Rhythmus pochte. Das oberhalb von mir hängende Thermometer zeigte 92 Grad an. Temperaturen von mehr als 34 oder 35 Grad, wie sie allenfalls im höchsten Hochsommer in Südtirol herrschten, war ich noch nie zuvor ausgesetzt. Mir wurde übel, aber ich musste durchhalten! Es konnte sich ja nur noch um ein paar Sekunden handeln, bis das hübsche, blonde Mädchen ebenfalls in die Sauna kommen würde. Wenn ich jetzt aufgab, dann war alles umsonst. Doch sie kam einfach nicht. Weitere zwei oder drei Minuten später wurde mir derart schwindlig, dass ich nicht länger aufrecht sitzen konnte. Ich versuchte, mich hinzulegen, doch ich rutschte aufgrund meines aussetzenden Gleichgewichtssinnes von der Bank auf den Boden. Das Dumme war, dass ich mich nicht rühren konnte. Ich lag einfach auf der Seite, mein Arm tat höllisch weh, und ich fühlte, dass ich mich in nicht allzu langer Zeit übergeben musste. Aber ich war nicht in der Lage, die Tür zu öffnen und mich irgendwie nach draußen zu begeben. Dann wurde mir schwarz vor Augen.

Als ich wieder zu mir kam, stand die Saunatüre sperrangelweit offen. Auf dem Boden lag mein vollgekotztes Garfield-Handtuch, und jemand schüttete Wasser in mein Gesicht.

„Was ist passiert?", stammelte ich.

„Keine Ahnung, Mann", sagte der Gorilla. „Jemand hat mich geholt, weil Du umgekippt bist. Bisschen zu warm für Dich da drin, was?"

„Ich kann mich nicht erinnern", sagte ich wahrheitsgemäß, denn das Letzte, was mir noch im Bewusstsein geblieben war, war der Blick durch das kleine Saunatürfenster.

„Zum Glück hat Svenja Dich gefunden", sagte der Gorilla und blickte fassungslos in Richtung meines Handtuches. „Wer macht denn jetzt die beschissene Sauerei da drinnen weg? Das stinkt ja wie die Hölle!", raunte er mir zu.

„Svenja?", fragte ich.

„Na die sicher nicht. Das ist meine Freundin", sagte der Gorilla. „Sie wollte gerade reingehen, da hat sie Dich am Boden liegen sehen. Ich hab' zur Sicherheit 'nen Arzt gerufen. Verdammte Schweinerei, Mann!"

Och nö, dachte ich und sagte: „Danke!"

Der Notarzt, der wenig später eintraf, während der Gorilla missmutig und unter dem Ausstoß nicht jugendfreier Flüche die zwischenzeitlich abgeschaltete Sauna auswischte, gab mir eine Spritze, die meinen Kreislauf wieder auf Vordermann bringen sollte. Er betrachtete meinen rechten Arm, der interessanterweise zwischen Schulter und Ellenbogen auf das Doppelte angeschwollen war, wie ich soeben bemerkte.

„Ist der gebrochen?", fragte ich ängstlich, und der Arzt drückte wenig fachmännisch darauf herum.

„Nein", sagte er knapp. „Die Schwellung hat andere Ursachen. Sieht aus wie eine Art allergischer Schock."

„Kann eigentlich nicht sein", sagte ich. „Ich bin gerade in Behandlung. Und ich hab' nichts gegessen, auf das ich sonst reagiere."

„Was für eine Behandlung ist das denn?", fragte der Arzt.

„Naja, ne Desensibilisierung", sagte ich. „War vorhin erst dort."

„Tja", sagte der Arzt. „Hat Dir denn der Kollege nicht gesagt, dass Du danach nicht in die Sauna gehen darfst?"

„Nein."

„Dann solltest Du mal mit ihm reden. Kann nämlich wirklich gefährlich werden, wie Du siehst!"

Ich hatte mich wieder einigermaßen erholt und saß nun auf einer der Ruheliegen. Ich durfte nicht in die Sauna gehen? Das hätte mir dieser gewissenlose Mediziner doch unbedingt mitteilen müssen. Immerhin hätte ich in dem Backofen dort sterben können! Ich war wirklich wütend. Auch wenn ich den Mann irgendwie mochte, dem würde ich am nächsten Tag gehörig die Meinung sagen!

„Ich geh' jetzt dann mal", sagte das hübsche blonde Mädchen, auf das ich in der Sauna vergeblich gewartet hatte und das jetzt aus der Tür zur Damenumkleide herauslugte.

„Ist okay", sagte der Gorilla. „Bis später, Svenja."

Am folgenden Tag marschierte ich nach der Schule entschlossen und immer noch ziemlich erbost zur Hautarztpraxis. Am Empfang saß wieder wie gewohnt der weibliche Zerberus des Doktors, doch diesmal würde ich mich nicht einschüchtern lassen!

„Ich muss sofort Ihren Mann sprechen", sagte ich.

„Das geht jetzt nicht! Der hat gerade eine Operation", bekundete mir Frau Meinert. „Worum geht's denn?"

Eine Operation, dass ich nicht lachte. Ein Muttermal herausschneiden war doch keine Operation!

„Ich bin gestern fast gestorben nach der Spritze! Darum geht's!", sagte ich. „Wenn das meine Mutter erfährt, dann ist hier die Hölle los!"

„Und was haben wir damit zu tun? Du hast doch hier Deine halbe Stunde abgesessen, oder?, sagte sie. Ich nickte. „Na also. Und danach kann im Grunde nichts mehr passieren, zumindest nicht wegen der Spritze!"

„Keine Ahnung. Ich bin dann ins Training gefahren, wie mit dem Doktor abgesprochen. Und dann bin ich in die Sauna. Da bin ich umgekippt!"

„Ins Training? Und in die Sauna?", fragte Frau Meinert eher abfällig. „Aber das ist sehr gefährlich!"

„Ach nee. Weiß ich jetzt auch", antwortete ich und bemühte mich, so unfreundlich zu sein wie nur irgend möglich.

„Wir haben Dir doch gleich am Anfang das Merkblatt gegeben, auf dem das alles draufsteht", erinnerte sie mich – und hielt mir triumphierend ein Stück Papier entgegen, auf dem als fett gedruckte Überschrift „Unbedingt aufmerksam lesen" stand und das mir ehrlich gesagt in der Tat bekannt vorkam.

„Ach das", sagte ich und las nun, was ich vor ein paar Monaten nach meinem zweiten Besuch hier achtlos weggeworfen hatte: Man dürfe sich, stand dort, unmittelbar nach einer Desensibilisierung keinesfalls körperlich anstrengen, nicht heiß duschen und schon gar nicht in die Sauna gehen. Und scharfes Essen wäre gestern ebenfalls nicht erlaubt gewesen! Mit wurde leicht schwindelig. Zum Glück musste ich kotzen, bevor ich zum neu eröffneten Thai-Imbiss neben dem Studio gehen und die Ente mit roter Currysoße bestellen konnte, wie es nach dem Training mein eigentlicher Plan war. Sonst wäre ich wahrscheinlich explodiert.

„Was für ein hartnäckiges Karbunkel", hörte ich plötzlich die fröhliche Stimme von Dr. Meinert durch den Gang schallen. Er lachte, als er mich sah: „Da ist ja mein Lieblingsallergiker. Was führt Dich heute zu mir? Wir sehen uns doch erst in vier Wochen wieder."

„Nichts", sagte ich. „Alles in Ordnung. Ich war nur gerade in der Gegend und wollte einfach kurz ‚Guten Tag' sagen."

Frau Meinert schaute mich von oben bis unten an und schüttelte verächtlich den Kopf.

„Das ist aber nett", sagte Dr. Meinert und strich mir über den immer noch stattlich geschwollenen Arm.

Zuhause verlor ich natürlich kein Sterbenswort über den unschönen Vorfall. Und ins Fitnessstudio ging ich auch nicht mehr, weil es mir unglaublich peinlich war, dass ich mitten in die Sauna gebrochen hatte. Mein Lieblingshandtuch hatte der Gorilla sicherlich angewidert weggeworfen, und ich musste auch noch acht Monate lang den Beitrag bezahlen, aber das war mir egal. Ich konnte den Gedanken nicht ertragen, nochmals dorthin zu müssen und die abschätzigen Blicke des Gorillas oder seiner Freundin zu ertragen, vor der ich mich derartig blamiert hatte. Allerdings durften meine Eltern nicht bemerken, dass ich nicht mehr trainierte. Immerhin bezahlten sie mir den Spaß, und mein Papa hätte es verständlicherweise nicht gutgeheißen, wenn ich über 250 Mark einfach so verplemperte. Also musste ich mir etwas anderes einfallen lassen, um nicht wieder zuzunehmen und den Eindruck zu erwecken, mich körperlich zu betätigen.

Und das war gar nicht so einfach. Sport im Freien – also Joggen oder Radfahren – konnte ich nun, in den Sommermonaten, nicht betreiben, ohne Gefahr zu laufen, irgendwo auf der Strecke umzukippen, weil womöglich eine Rosskastanie am Wegesrand stand oder ich gar an einem Feld voller Löwenzahn vorbeimusste. Ein anderes Studio, in dem sich mein Muskeltraining nahtlos fortsetzen ließe, konnte ich mir nicht leisten. Sämtliche Sportarten, die in der Halle ausgeübt werden konnten, wurden bei den zwei Sportvereinen in unserem Viertel erst im Winter wieder angeboten. Blieb nur eine Möglichkeit, noch ein paar zusätzliche Pfunde zu verlieren: das Waldfreibad. Das allerdings war unbeheizt und hatte nur bei schönem Wetter geöffnet. Aber da musste ich nun durch und das tun, was ich sonst nicht machte: auf Sonnenschein hoffen!

Tatsächlich war diese Alternative gar nicht so übel. Nach ein paar Besuchen dort stellte ich fest, dass mir das Schwimmen wirklich guttat. Nicht nur, weil ich den Eindruck hatte, dass ich dadurch sogar noch etwas mehr Gewicht verlor als durch die Übungen in der Muckibude. Auch meine Atemwege konnten sich mit dem regelmäßigen Aufenthalt im Wasser offenbar anfreunden. Obwohl die Luft an jenen warmen und trockenen Tagen, an denen ich ins Waldfreibad ging, ganz sicher voller Gräserpollen war, verspürte ich kaum Beeinträchtigungen; zumindest, solange ich mich im Wasser befand. Dr. Meinert hatte mir sogar massiv zugeraten, weil ich seiner Meinung nach durch das regelmäßige Schwimmen meine Lunge intensiver trainieren konnte als durch andere Arten der körperlichen Ertüchtigung. Zur Unterstützung machte ich außerdem noch täglich ein paar Sätze Liegestützen.

Als der Spätsommer nahte, fühlte ich mich zum ersten Mal seit langer Zeit wieder richtig wohl. Ich war zumindest fast wieder bei meinem alten Gewicht angekommen, das ich vor der unheilvollen Diagnose von Dr. Meinert besaß. Dessen Spritzen und mein Ausdauerschwimmen hatten zudem anscheinend auch dazu geführt, dass ich kaum noch allergische Beschwerden hatte, von der dauerhaft verschnupften Nase mal abgesehen. Das Döschen Allergospasmol, das ich natürlich auch im Waldfreibad immer mit mir führte, war noch mehr als halb voll, was ich als gutes Zeichen wertete. Und außerdem stand die Kirschernte im öffentlichen Obstgarten kurz bevor, sprich: Das Kirschfest war bereits terminiert! Ich freute mich nicht nur darauf, dass endlich wieder etwas geboten war in unserem beschaulichen Stadtteil. Ich hoffte natürlich auch darauf, dass ich mit meiner neuen Figur das eine oder andere Mädchen würde beeindrucken können. Und ich freute mich auch darauf, endlich wieder Kirschen zu essen. Das hatte ich schon seit einem Jahr nicht mehr getan!

Gut zwei Wochen später war es so weit: Das Kirschfest stand an. Als meine Eltern und ich am Festplatz im Obstgarten eintrafen, spielte bereits die Feuerwehrkapelle. Das Bier floss in Strömen, es gab Spanferkel vom Grill, und in den Bäumen hingen dutzendweise Kinder, die sich die Bäuche vollstopften wie wir früher. Meine Freunde waren ebenfalls alle gekommen, und wir setzten uns etwas abseits von den Älteren, um ungestörter zu sein. Auf jedem Tisch stand ein Korb frischer Kirschen, und während die Mesnerin selbst gemachten Kirschkuchen servierte, ging der katholische Gemeindepfarrer herum und schenkte gegen einen kleinen Obolus selbst gebrannten Kirschschnaps aus. Es war ein herrliches Fest – bis zu dem Moment, in dem ich gedankenlos in eine herrlich rote, zuckersüße und saftige Kirsche biss, die ich zuvor aus dem Korb genommen hatte. Es war kaum zu glauben, aber es stimmte leider: Ich konnte nun aus welchem Grund auch immer auch keine Kirschen mehr essen! Mein Gaumen juckte, die Lippen schwollen an, die Nase lief und die Augen tränten – es fühlte sich genauso an, wie ich es von Birken und Erlen, von Äpfeln und Nüssen, von Hafer und Roggen gewohnt war. Natürlich gingen die Symptome bald wieder vorbei, es war ja nur eine einzelne Kirsche gewesen, und zwei Sprühstöße Allergospasmol und drei oder vier Kirschschnäpse später war mir die Sache auch schon wieder egal.

Aber am Abend im Bett, als es mich wegen der Schnäpse und dem ein oder anderen Colaweizen ein klein wenig drehte, wurde ich dennoch wehmütig. Ich war sicherlich vierzehn, fünfzehn Mal auf dem Kirschfest gewesen und hatte wahrscheinlich schon ein paar Zentner Kirschen in meinem Leben gegessen. Doch nun würde ich vielleicht nie wieder diesen Geschmack auf der Zunge spüren, den ich so sehr mochte. Und ich würde gegebenenfalls nie wieder mit meinen Freunden Kirschkerne um die Wette spucken; auch wenn das in meinem Alter inzwischen wohl etwas albern war. Ich war traurig und machte mir ein bisschen Sorgen, was wohl als Nächstes drankäme – besonders viele Lebensmittel vertrug ich ja ohnehin nicht mehr. Ich versuchte, in Gedanken jene Sachen aufzuzählen, die noch keine allergischen Anfälle auslösten. Bei einem Kohlrabi schlief ich ein.

Kapitel 8

Eigenblut tut selten gut

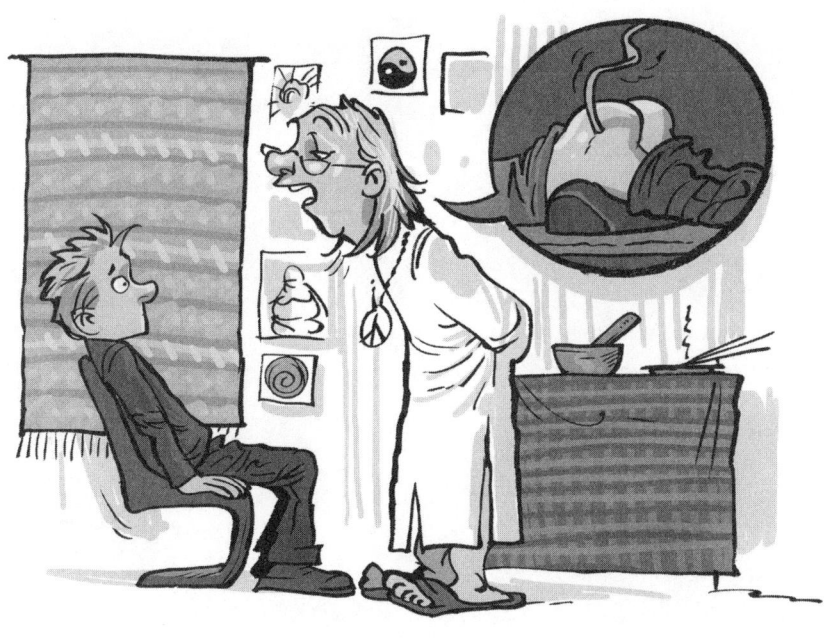

Ich bemerkte die schleichende Veränderung bei Dr. Meinert zunächst nicht. Nur meine Mutter machte sich kurzzeitig ein paar Gedanken, weil er den erneut auftretenden Nagelpilz ihrer Arbeitskollegin nicht mehr wie zuvor üblich mit einer soliden Kombination aus bunten Fungizid-Tabletten und kortisonhaltigen Salben behandeln wollte, die allesamt aus den Chemielaboren guter, alter Schweizer Pharmakonzerne stammten. Sondern weil er ihr urplötzlich eine Heilmethode vorschlug, die nicht nur Frau Kellermann höchst seltsam vorkam: Dr. Meinert wollte ihrer offenbar ziemlich hartnäckigen Onychomykose auf einmal mit Fußbädern aus Apfelessig beikommen. Außerdem riet er der Frau dringend zu ausladenden Schuhen aus unbehandeltem Leinen, was die gemeinhin recht bürgerlich gekleidete Dame mit einer Vorliebe für dunkle Lederpumps natürlich geflissentlich ignorierte.

Ich befand mich mal wieder im dritten Jahr meiner Desensibilisierung und saß meine Zeit zuerst im Wartezimmer und nach der Spritze zwecks der besseren Wahrnehmbarkeit des Eieruhr-Klingeltons direkt am Empfang ab – und harrte der Dinge, die niemals kamen. Die Ödnis der arzthaftungsrelevanten Langeweile war in Ermangelung anständiger Lektüre für Männer meines Alters nicht zu unterbieten: Statt *Playboy*, *Penthouse* oder wenigstens der *Bravo* beinhaltete die Lesezirkelmappe Dr. Meinerts ausschließlich Zeitschriften, die sich an die weibliche Zielgruppe richteten, obwohl er viele männliche Patienten hatte. Trotzdem gab es lediglich Lesestoff für modebewusste Mittvierzigerinnen oder kochinteressierte Hausfrauen. Und selbst wenn ich auf dem Nachhauseweg ausnahmsweise angeschwollen oder aufgequollen wäre, wie es mein Allergologe offenbar auch nach Dutzenden problemlos überstandener Injektionen immer noch befürchtete – es hätte kein Problem gegeben: Ich hatte schließlich schon ganz andere Sachen überlebt! Dr. Meinert beziehungsweise seine Frau jedoch blieben in dieser Angelegenheit absolut unnachgiebig, weshalb ich notgedrungen stumm und stumpfsinnig beobachtete, was in der Praxis vor sich ging.

In diesem Zusammenhang fiel mir eines Tages natürlich sofort auf, dass Dr. Meinerts grantige Ehegattin urplötzlich nicht mehr dort zu arbeiten schien. Anfangs schob ich ihr Fehlen noch auf eine Krankheit. Eine Spritze später aber nahm ich erstmals einen ähnlich schlanken und ähnlich braun gebrannten Mann wahr, der gleichwohl deutlich jünger war als der Allergologe meines Vertrauens. Er saß am Empfang, machte einen liebenswürdigen Eindruck und besprach mit Dr. Meinert augenscheinlich mehr als nur therapeutische Maßnahmen, wenn beide sich unterhielten. Ich war zwar nicht besonders erfahren auf dem Gebiet der Sexualität, aber es verdichtete sich der Eindruck, dass der Doktor im Herbst seines Lebens seiner Gattin den Laufpass gegeben und einen neuen Partner in sein Leben eingelassen hatte. Und nicht nur dorthin: Irgendwann, kurz vor Ablauf meines gegenwärtigen Behandlungszyklus, hing an der Hausfassade ein Messingschild, auf dem in Schreibschrift geschrieben stand:

„Hautarzt – Allergologe – Heilpraktiker
Ganzheitliche Gemeinschaftspraxis
Dr. Wolfgang Meinert / Detlev Rosenstock"

Ich konnte mir darunter, was das im Einzelnen nun zu bedeuten hatte, wenig vorstellen, folgerte aber schnell und – wie sich nach meinem Betreten herausstellte – auch vollkommen richtig, dass es sich bei Herrn Rosenstock um jenen Mann handelte, der schon in den vergangenen Monaten als Dr. Meinerts Assistent gearbeitet hatte. Die zunächst augenscheinlichste Folge der „ganzheitlichen Gemeinschaftspraxis" war, dass nun nur noch ein Warteraum für alle Patienten von Dr. Meinert existierte – nämlich das mit den aufs Tausendfache vergrößerten Furunkeln und Melanomen als Wandschmuck. Ich würde also die restlichen paar Monate meine Zeit zusammen mit Pilzerkrankungen, Zysten, Ausschlägen und Blutschwämmen absitzen müssen – mit bangem Blick auf das, was einem passieren konnte, wenn man sich zu lange in die Sonne legte, ohne sich einzucremen. An der Tür zum früheren Sitzbereich für Allergiegeplagte indes prangte der Hinweis „Wartezimmer Heilpraktiker". Und damit hatte ich nun wirklich nichts zu tun. Dachte ich wenigstens.

Ich fühlte mich bei Dr. Meinert nicht unwohl. Ich war zwar nie wirklich gerne dorthin gegangen, was aber nicht an ihm persönlich lag. Wer mochte es schon, alle paar Wochen einen halben Nachmittag bei einem Arzt zu verbringen? Dennoch gefiel mir die Art, wie er mich behandelte. Und natürlich gefiel mir, dass er sich in meinem Beisein zum Beispiel über faustgroße Talgknollen auf behaarten Rentnerrücken lustig machte, was die leidige Impferei etwas erträglicher, weil deutlich witziger, werden ließ. Allerdings brachte es die therapeutische Erweiterung auf alternative Heilmethoden jenseits der Schulmedizin auch mit sich, dass plötzlich eine Menge seltsamer Wesen die Praxis besuchten: Ich sah Mütter mit Männerfrisuren, die ihre Söhne vor aller Augen im Wartezimmer stillten; Väter mit langen Haaren, die ihre Töchter in einem Wickeltuch vor dem Körper herumtrugen; geschlechtsneutral aussehende Kinder, die barfuß durch die Gänge rannten oder auf dem Linoleumboden spielten und ohne gemaßregelt zu werden alles in den Mund nahmen, was sie in die Finger bekamen. Und alle, wirklich alle dieser Menschen hatten Kleidungsstücke an, die zweifelsfrei ohne den berühmten Weichspüler mit der sprichwörtlichen Aprilfrische gewaschen waren, wenn sie denn überhaupt gewaschen waren. Das kannte ich so nicht.

Meine Eltern waren im Umgang mit ihrem einzigen Kind nicht streng, aber doch verhältnismäßig vorsichtig gewesen – weshalb sie es mir niemals erlaubt hätten, durch fremde, staubige Zimmer zu robben, meine verdreckten Finger abzuschlecken und anschließend am Polster der Wartesessel zu trocknen, bevor ich die Hand wieder in den Mund nahm. Ich weiß noch, wie ich einmal einen Klumpen gelben Schnee zu lutschen versuchte, weil ich dieses lustige Naturphänomen zuvor noch nie beobachtet hatte. Als meine Mutter dies mitbekam, zog sie mir die Zunge panisch aus dem Mund und wienerte sie mit einem Taschentuch solange trocken, bis sie wehtat. Danach musste ich mit höllenscharfem Pfefferminzöl gurgeln und Unmengen an Tee trinken – als ob man davon die Hundepisse hätte neutralisieren können. Aber ich überlebte auch diesen Vorfall.

Bei meinen Beobachtungen in der inzwischen ganzheitlichen Praxis meines Allergologen und seines neuen Lebensgefährten mochte ich mir dagegen gar nicht ausmalen, welche apokalyptischen Keimkolonien sich nur einen guten Meter von mir entfernt auf Kinderhänden, Erwachsenenkleidung oder Stuhllehnen tummelten und hielt zunächst – so oft es nur ging – die Luft an, um die Übersiedlung der Mikroben irgendwie zu vermeiden. Doch es geschah etwas Seltsames: Je länger ich diesen Verfall aller mir bekannten, zivilisierten Hygiene-Maßstäbe beobachtete, desto mehr kam ich ins Grübeln. Und desto sicherer war ich mir eines Tages, dass diese Kinder womöglich niemals Heuschnupfen bekommen würden oder eine Kirschallergie – wenn sie denn bis dahin durchhielten! Ich wusste natürlich nicht, weswegen sie oder ihre Eltern hier waren. Aber eine Desensibilisierung bekam keiner von ihnen!

172

Natürlich fielen mir in diesem Zusammenhang wieder die angeblich abhärtenden Besuche auf dem Bauernhof ein, unser Misthaufen im Garten oder der einäugige und hinkende Arco, den ich mehr als einmal aus einem Tümpel ziehen musste. Aber wahrscheinlich waren das alles nur Schmutztropfen auf den heißen Stein gewesen. Plötzlich war mir die akribische und fluchende Frau Tadorovic wieder präsent, die Großpackungen Persil und das Arsenal an Putzmitteln, das sich noch immer in der Abstellkammer meiner Eltern befand. Tja, und wo war ich nun mit meiner aprilfrischen Kindheit? Eben.

„Das war also Deine letzte Spritze heute", sagte Dr. Meinert, der neuerdings kein goldenes Segelschiff mehr an seiner Kette trug, sondern ein silbernes „Peace"-Symbol. Ich wusste nicht, was dieser Heilpraktiker mit ihm gemacht hatte, es schien aber ebenfalls gehörig ganzheitlich zu sein.

„Ich hoffe mal, dass die ganze blöde Impferei etwas gebracht hat", erklärte mir mein Arzt noch zum Abschied, und ich wunderte mich nicht einmal darüber, dass er soeben exakt dasselbe gesagt hatte, was ich dachte. Dafür staunte ich über den Ton, in dem er es tat: Es klang verdächtig danach, als glaubte er auf einmal selbst nicht daran, dass mir sein medizinisches Wirken in den vergangenen drei Jahren wirklich half – entgegen aller nett gemeinten Beteuerungen und Mut machenden Durchhalteparolen, die er mir gerne mitgab, wenn ich wieder einen Durchhänger hatte. In der Tat waren die Aussichten rein objektiv gesehen eher bescheiden: Die Erfolge meiner ersten und zweiten Desensibilisierung bei Dr. Hofmeister waren zwar anfangs spürbar, aber nicht besonders beständig gewesen, was ich spätestens bei unserem damaligen Ausflug an den alten Speichersee zu spüren bekam. Die vielen Kuren und Inhalationen samt Kamillenzusatz verhinderten, dass sich meine akute Atemnot, die ich bei schlimmen Allergieanfällen nach wie vor bekam, in ein geschmeidiges Asthma Bronchiale verwandelte. Aber die Zahl der Substanzen, gegen die mein Immunsystem freudig rebellierte, hatte sich parallel dazu vervielfacht. Und seit ich keine Kirschen mehr essen konnte, war ich wirklich betrübt und hatte Angst vor dem, was mir da eventuell noch drohte.

„Könnte man denn auch etwas anderes machen?", fragte ich deshalb zaghaft, als ich schon beinahe aus der Tür des Behandlungsraumes herausgegangen war. Dr. Meinert schien auf diese Frage gewartet zu haben.

„Tja, es gäbe schon noch was", antwortete er, und seine Augen funkelten regelrecht. Er drückte mir wie aus dem Nichts einen Prospekt in die Hand, und angesichts der Geschwindigkeit, mit der er das tat, wähnte ich mich fast schon als Augenzeuge eines Zaubertricks.

„Lies Dir das alles in Ruhe durch, und dann unterhalten wir uns mal drüber. Das ist ein ganz neues Verfahren, das es bis vor ein, zwei Jahren bei uns noch gar nicht gab. Außerdem ist es ganz natürlich."

Und bestimmt ganzheitlich, dachte ich, was auch immer das heißen sollte.

Das Feld der möglichen Allergiebehandlungen ist ein weites. Nahezu 70 verschiedene Methoden zählen Experten inzwischen. Dass da eine ganze Menge Unsinn dabei ist, versteht sich von selbst. Das Grundproblem ist, dass viele Betroffene schon etliche eher klassische Therapien ausprobiert haben, die – wie in meinem Fall – zumindest langfristig mehr oder weniger erfolglos blieben. Die zunehmende Ratlosigkeit nach einer Handvoll Hyposensibilisierungen, zahllosen Anti-Histaminpräparaten oder Atemwegskuren auf einsamen Nordseeinseln bereitet natürlich auch den Boden für Quacksalber und Scharlatane, die den Betroffenen vor allem die Kohle aus der Tasche ziehen wollen. Denn die Kasse bezahlt nur einen Bruchteil der Angebote irgendwo zwischen Akupunktur und Phototherapie.

Und Geld lässt sich einiges verdienen an uns verzweifelten Heuschnupfenerkrankten und Nahrungsmittelallergikern. So kostet etwa eine Bioresonanz-Behandlung bis zu 100 Euro pro Stunde. Das Ganze beruht auf der Theorie, dass der menschliche Körper elektromagnetische Schwingungen aussendet, die sich gewissermaßen in „gute" und schlechte „Signale" unterteilen lassen. Während der Anwendung sollen die sogenannten disharmonischen Schwingungen umgewandelt und als harmonische Schwingungen in den Körper zurückgeleitet werden. Was das mit Allergien und ihren Auslösern zu tun hat, ist oftmals nicht einmal den Anbietern klar. Sicher ist nur: Eine Heilwirkung ist wissenschaftlich nicht nachweisbar, und nach zehn Sitzungen ist anstatt der Beschwerden ein Tausender weg!

Auch gerne vorgeschlagen im Zuge einer sich steigernden, jahrelangen Hoffnungslosigkeit des Patienten wird die Bachblütentherapie. Sie trägt ihren Namen übrigens nicht deshalb, weil entlang eines kleinen Flüsschens Wunderblumen wachsen, die uns von triefenden Nasen und tränenden Augen befreien. Sondern weil sie in den zwanziger Jahren des letzten Jahrhunderts von einem gewissen Dr. Edward Bach erfunden wurde; einem Engländer, der zu seinen Lebzeiten weniger als Arzt, sondern eher als Geistheiler fungierte. Bachs Herangehensweise an eine Krankheit war, die seiner Meinung nach unausgeglichene Beziehung zwischen Körper und Seele zu kurieren – und zwar mittels Kräuteressenzen, die er in seiner Londoner Praxis ansetzte. Bach starb trotzdem 1936 mit nur 50 Jahren an Herzversagen, aber die nach ihm benannten Tropfen gibt es heute in mehr Varianten denn je – mit dem kleinen, aber feinen Unterschied, dass der britische Alternativdoktor seine Patienten zwar genauso wirkungs-, aber wenigstens kostenlos zu behandeln versuchte.

Eher drollig erscheint auch die angewandte Kinesiologie, deren Verfechter davon ausgehen, dass die Muskelspannung eines Menschen Aufschluss über dessen Beschwerden gibt – weil alle Muskeln mit den Organen in einem bestimmten korrespondierenden Verhältnis stehen.

Eine Allergie wird, ebenso wie eine Reihe anderer Gebrechen, demnach durch eine muskuläre Verspannung ausgelöst und kann so einfach wegmassiert werden – selbstverständlich nur durch speziell geschulte und deshalb nicht gerade günstige Therapeuten. Es mag durchaus sein, dass sich beispielsweise ein Pollenallergiker, der einem selbst ernannten Kinesiologen auf den Leim gegangen ist, nach der zehnten Spezialmassage nicht nur um die obligatorischen paar Hundert Euro erleichtert fühlt, sondern wirklich entspannt ist. Bei der nächsten Begegnung mit seinen Allergenen aber dürfte sich dieser Zustand schnell wieder ändern.

Der Bernsteinanhänger oder die Aquamarinkette, die gemäß der gängigen Heilsteinkunde entgegen aller wissenschaftlichen Erkenntnisse dauerhaft gegen lästige Begleiterscheinungen einer Allergie wirken sollen, kosten dagegen nicht die Welt. Humbug ist es trotzdem!

Freilich können einige alternative Heilmethoden offenbar bei einzelnen Patienten tatsächlich eine spürbare Verbesserung der Symptome mit sich bringen. So hat die Weltgesundheitsorganisation WHO vor einigen Jahren die Akupunktur in ihre Indikationsliste für Allergien aufgenommen. Trotzdem bleiben bei vielen Schulmedizinern auch hier Zweifel, ob an diesem Leiden wirklich eine Schwäche des Milz-Bauchspeicheldrüsensystems Schuld ist, die sich durch gezielt gesetzte Nadelstiche ins Ohrläppchen eliminieren lässt. Ebenso wie bei probiotischen Darmsanierungen, speziellen Diäten oder Kneipp-Bädern. Aber wie so oft versetzt manchmal auch bei unsereins der Glaube Berge, und wer so viel Geld übrig hat, dass er derartige Techniken ausprobieren kann, ohne Gefahr zu laufen, die Zuzahlung zu seinem nächsten Antihistamin-Medikament nicht mehr berappen zu können, der kann das alles ja mal ausprobieren.

Ich nahm den Prospekt mit nach Hause und blätterte die acht Seiten befremdet und zugegebenermaßen auch ein wenig fasziniert durch. Das, was ich auf den Bildern sah, sah unappetitlich aus. Und das, was ich in den Texten las, hörte sich unappetitlich an. Doch es machte mich neugierig: Das Faltblatt handelte von einem Verfahren, von dem ich noch nie gehört hatte, das aber laut der nicht gerade bescheidenen Eigenwerbung bahnbrechend und maßstabsetzend nicht nur, aber auch in Sachen Allergiebehandlung sein sollte.

„Hast Du schon mal was von ‚Eigenbluttherapie' gehört?", fragte ich meine Mutter.

„Nein", sagte sie und schüttelte den Kopf. „Doch, doch, warte mal! Ich glaube, Frau Kellermann hat das neulich mal bei Dr. Meinert gemacht, wegen ihres Nagelpilzes."

Das kam mir komisch vor, denn diese so mysteriöse wie wundersame Eigenbluttherapie sollte helfen bei: Magen- und Darmerkrankungen, Neurodermitis, Schlafstörungen, Akne oder chronischen Entzündungen. Nur von einer Wirkungsweise auch bei Nagelpilz stand in dem Heftchen, das mein Arzt aus dem Ärmel gezogen hat, gar nichts drin. Aber wahrscheinlich war das Ganze eine derart sensationelle Entdeckung, dass ein schnöder Pilz zu unwichtig war, um ihn auch noch bei den Indikationen mit aufzuführen. In ein paar Jahren würde die Menschheit sicherlich auch Krebs, Hunger und den Nahostkonflikt mit Eigenblut therapieren.

„Nee, Quatsch", sagte meine Mutter. „Das war irgendwas mit Blutegeln. Warum fragst Du?"

„Ach, weil mir der Meinert das hier mitgegeben hat."

Meine Mutter war seit jeher eine Skeptikerin gewesen, was den Gebrauch von pharmazeutischen Erzeugnissen betraf. Sie behandelte alles, was nicht gerade mit Fieberschüben über 41 Grad einherging, mit homöopathischen Mittelchen und Kräutermischungen. Hatte ich zum Beispiel entzündete Mandeln, besorgte sie zu meinem Leidwesen in der Apotheke keine jener Tabletten, die dank des meinetwegen umstrittenen, gleichwohl aber hervorragend wirkenden Inhaltsstoffes Benzocain als nach Zitrone schmeckendes Lokalanästhetikum die

Schmerzen im Rachen trefflich überdeckten. Stattdessen legte sie mir ein klatschnasses Handtuch um den Hals, das mit Arnika getränkt war und sich schon nach fünf Minuten in eine eiskalte Würgefessel verwandelte. So ein Wickel half zwar so gut wie nie. Aber er richtete Mutters Meinung nach wenigstens keinen Schaden an. Ähnlich verfuhr sie bei Bauchschmerzen (Kamille und Koriander), Kopfweh (Pfefferminze) oder Muskelbeschwerden (Franzbranntwein). Das, was die Pharmaindustrie an mir durch teure Impfstoffe und noch teurere Antihistaminika wie meinen ständigen Begleiter Allergospasmol verdiente, sparte Mama also an anderer Stelle wieder ein. Und hätte sie irgendwo gelesen, dass meine wiederkehrende Atemnot etwa durch mexikanisches Teekraut gelindert hätte werden können, hätten wir ganz sicher stets einen Sack davon zuhause gehabt. Doch wo sie auch recherchierte, fand sie diesbezüglich keine andere Möglichkeit.

Mutter war also sofort Feuer und Flamme in Sachen „Eigenbluttherapie". Ganz im Gegensatz zu meinem Vater, der sich zuhause als entschiedener Verfechter der Schulmedizin zu positionieren versuchte, sich aber nie gegen seine Frau durchsetzen konnte und seine Aspirintabletten und Magentropfen daher immer vor ihr verstecken musste.

„Aber Du hast doch jetzt erst Deine letzte Spritzensache da abgeschlossen", sagte Papa. Er klang geknickt, denn unmittelbar zuvor hatte ihm meine Mama erklärt, dass der Spaß 750 Mark kosten würde – wovon die Krankenkasse nach mehreren Telefongesprächen mit mal mehr und mal weniger zuständigen Sachbearbeitern genau null DM übernehmen würde.

„Ja schon", antwortete ich ratlos, denn ich wusste nicht einmal, ob ich die Therapie wirklich ausprobieren wollte. Immerhin bedeutete das laut der kleingedruckten letzten Prospektseite, dass mir dabei eine stattliche Menge Blut aus dem Arm abgezapft und später wieder in den Po hineingespritzt werden sollte, was keine besonders kommode Vorstellung war.

„Aber wir wissen doch, dass er nach dem letzten Mal diesen schlimmen Rückfall bekommen hat", sagte meine Mutter und setzte mal wieder ihre sanfte Stimmlage ein. „Es ist eine ganz neue Methode, und er wäre einer der Ersten, der davon profitieren könnte. Ich denke, doppelt genäht hält besser!"

„Müsst Ihr wissen", brummte mein Vater und ging kopfschüttelnd aus dem Zimmer. Ich wusste, dass er für meine Gesundheit sein allerletztes Hemd geben würde. Aber ich wusste auch, dass er die 750 Mark für absolut rausgeschmissenes Geld hielt. Als Pragmatiker war er der Ansicht, dass unsere Kasse schon ihren Grund dafür hatte, keinen Zuschuss lockerzumachen.

Eine Woche später überreichte mir Dr. Meinert ein Formular, das ich gewissenhaft und gleich mehrfach durchlas – nicht, dass ich wieder vor lauter Unwissenheit in eine Sauna kotzte. Doch das, was mir bei jeder der vorgesehenen zehn Sitzungen an möglichen Nebenwirkungen drohen konnte, hörte sich nach einer lebensgefährlichen Risikobehandlung an, die meiner Einschätzung nach auf derselben medizinischen Gefahrenstufe angesiedelt war wie eine Operation am offenen Herzen oder wenigstens eine Organspende: So war die Rede von schweren, infektionsbedingten Komplikationen, von Blutergüssen, Schwindelanfällen und Herzrasen, von Nesselsucht und heftigen Kopfschmerzen.

„Das klingt aber nicht besonders angenehm", sagte ich skeptisch zu Dr. Meinert, als ich ihm den unterschriebenen Vordruck zögernd zurückgab.

„Wird schon werden", lachte er und steckte das Schriftstück schnell ein. „Normalerweise hat man nicht alle Nebenwirkungen auf einmal."

Meine Mutter hatte die ersten drei Behandlungen im Voraus bezahlt, sodass wir gleich loslegen konnten. Soweit ich das Kauderwelsch aus dem Prospekt sowie die Erklärungen von Dr. Meinert verstanden hatte, war die Eigenbluttherapie die logischste aller homöopathischen Anwendungen. „Ähnliches soll durch Ähnliches geheilt werden", hatte der Erfinder der Homöopathie, Samuel Hahnemann, einst gesagt, wie gleich auf der zweiten Seite des Werbeheftes fett gedruckt kundgetan wurde. Mein Körper sollte also meine Allergien mit deren eigenen Waffen schlagen. Dazu würde das Blut aus meinem Arm mit einem antiallergischen Naturpräparat vermischt und anschließend wieder an einem anderen Ort in den Organismus zurückgeführt werden. Die Folge davon wäre, dass mein Immunsystem dort das Blut als „fremd" identifizierte und umgehend Antikörper bildete, die gleich dem ganzen Rest meiner krankmachenden Zellen den Graus machten.

So weit die Theorie.

In der Praxis sah das Prozedere zunächst so aus, dass ich nicht mehr im Wartezimmer von Dr. Meinert verharren musste, sondern im Bereich von Detlev Rosenstock, der für die Eigenbluttherapie und andere Naturheilmethoden zuständig war. Ich bildete mir sogar ein, einen anderen Patienten mit dem offenbar nicht promovierten Herrn Rosenstock darüber diskutieren zu hören, ob er den entnommenen Urin lieber trinken oder sich doch besser injizieren lassen sollte. Mich schüttelte es bei dem Gedanken, und so redete ich mir umgehend ein, mich getäuscht zu haben, was fraglos besser war.

Dieser Detlev Rosenstock war ein äußerst filigraner Mensch, der eher in das Ensemble eines Tanztheaters gepasst hätte als in die Behandlungsräume eines Hautarztes. Er war nicht unsympathisch, sprach leise und bemerkenswert hochdeutsch, gleichwohl merkte man ihm seine sexuelle Ausrichtung deutlich an; zumindest, was die gängigen Klischees von Bewegungen und Tonfall betraf, die heterosexuelle Jugendliche wie ich von Schwulen gemeinhin hatten. Er tänzelte um mich, fuchtelte wild in der Luft herum, und es beunruhigte mich etwas, dass mir dieser Mann bald eine Spritze in den Allerwertesten verpassen würde.

Die Blutentnahme selbst verlief höchst unspektakulär. Es waren nur ein paar Milliliter, die mir der sanfte Heilpraktiker höchst aufmerksam, erstaunlich professionell und ohne jegliche Schmerzen zu verursachen aus dem Arm zapfte und in ein dünnes Reagenzglas füllte. Was für eine sensationelle Geschäftsidee, dachte ich bei mir, während Herr Rosenstock das Reagenzglas nahm, mit einer Pipette eine durchsichtige Substanz hineinträufelte und die Mischung in eine Art silberne Minibar stellte, die sich auf einmal zu drehen begann: Man bezahlte dafür, dass man seine eigenen Körperflüssigkeiten verabreicht bekam! Unter Umständen hatte ich mich in Bezug auf diese Urin-Kur doch nicht verhört. Wenn man wirklich mit der Pisse seiner Patienten Geld verdienen konnte, dann sollte ich mir meine Berufswahl genau überlegen. Womöglich tat sich hier eine goldene Zukunft auf.

Womit ich nicht gerechnet hatte: Die halbe Stunde Wartezeit nach einer gewöhnlichen Desensibilisierungs-Spritze war ein Witz im Vergleich zur Wartezeit auf meinen Blutcocktail.

„In drei Stunden ist es fertig, dann können wir weitermachen", sagte Detlev Rosenstock zu mir.

Was sollte ich denn jetzt machen?

„Was soll ich denn jetzt machen?", fragte ich deswegen auch.

„Hausaufgaben?", fragte er zurück und lachte laut. Da hatten sich ja zwei Spaßvögel gefunden, dachte ich.

Ich war dummerweise nicht mit dem Roller unterwegs, weil ich direkt von der Schule kam und nicht mehr mit der Vespa dorthin fuhr, um mir das Benzin für etwaige Wochenend-Ausflüge aufzusparen. Ich war gerade etwas knapp bei Kasse, weil die Freizeitaktivitäten leider immer teurer wurden und auch die Raucherei in den letzten Monaten ganz schön ins Geld ging. Doch in diesem Fall hatte ich am falschen Ende gespart: Ohne motorisierten Untersatz brauchte ich mit dem Bus von der Praxis ungefähr eine dreiviertel Stunde nach Hause – und das auch nur, wenn alle Anschlüsse reibungslos funktionierten. Doch es half nichts. Im Bus zu sitzen und dann knapp zwei

Stunden zuhause zu verbringen war immer noch besser, als drei Stunden hierzubleiben und antiautoritären Eltern samt ihrem Nachwuchs dabei zuzusehen, wie diese auf eine Ernährungsberatung, eine Blutegelbehandlung oder eine Aromatherapie warteten. Selbst wenn ich in meiner neuen Rolle als Heilpraktikerpatient wieder auf die altbekannten Riesenblumen schauen durfte, die Herr Rosenstock in seinem Wartebereich hatte hängen lassen.

Nach guten drei Stunden traf ich wieder in der Praxis ein. Ich legte meinen Helm auf die Garderobe, sah mich um und bemerkte, dass nun, am späten Nachmittag, fast gar nichts mehr dort los war. Das Licht in Dr. Meinerts Räumen war bereits erloschen, die Latzhosenfraktion verschwunden und Herr Rosenstock praktisch alleine da. Das bedeutete, dass ich mein bearbeitetes Blut sofort wieder entgegennehmen konnte – nichts ahnend, dass ich ein Erlebnis vor mir hatte, das ich nie wieder vergessen sollte.

Es begann schon verhältnismäßig entwürdigend. Ich musste vor einem anderen Mann meine Hose ausziehen. Das hatte ich zwar als Kind bei Dr. Hofmeister schon oft gemacht. Jetzt aber befand ich mich in der Endphase meiner Pubertät und stand nur ungern hosenlos vor Fremden herum.

„Die auch, bitte", sagte Herr Rosenstock mit Blick auf meine geblümten Boxershorts, die recht unrepräsentativ um meine Hüften hingen.

„Klar", sagte ich, obwohl ich gehofft hatte, dass es vielleicht doch noch eine Alternative zur Rektalinjektion gab. Dies war allerdings nicht der Fall.

„Bitte leg' Dich hier drauf", sagte der Heilpraktiker, und ich bemerkte erst jetzt, dass er mich einfach duzte, obwohl ich nach eigener Wahrnehmung schon als vollständig erwachsen durchging und mir diese Vertraulichkeiten von mir so gut wie unbekannten Menschen eigentlich verbat. Noch viel mehr störte mich aber, dass er behutsam einen Keil aus blauem Plastik unter meine Lenden schob, sodass sich mein nackter Po in einer ähnlich exponierten Stellung befand wie ein voll bestückter Käseigel auf einem Wohnzimmertisch. Wenn mich jetzt jemand aus meiner Klasse sehen würde, dann wäre ich gesellschaftlich erledigt gewesen. Auch wenn es sich möglicherweise kurios anhört – solche Gedanken machte man sich in meinem Alter eben. Ich war verkrampft, begann zu schwitzen – und bekam mit, wie Herr Rosenstock feste auf die Kanüle klopfte.

„Das kann jetzt ein bisschen wehtun", warnte er mich vor.

Er behielt recht.

Durch den dünnen Schweißfilm, der sich offenbar auch quer über meine Arschoberfläche erstreckte, rutschte der Heilpraktiker mit der Spritze leicht ab und bohrte mir die Nadel mitten und mit voller Wucht in meinen Gesäßmuskel. Ich schrie vor Schmerzen, aber es war bereits zu spät, das Malheur zu korrigieren.

„Tut mir leid", sagte er und wischte mit einem alkoholgetränkten Tuch über meinen Hintern. Dann klebte er ein Pflaster auf die Einstichstelle. Schon als ich mich von der Liege wuchtete, stellte ich fest, dass es mir ordentlich wehtat, wenn ich den rechten Fuß auch nur ein paar Zentimeter nach vorne oder hinten bewegte. Hinkend verabschiedete ich mich von Herrn Rosenstock, der mir ein beschwingtes „Bis nächste Woche!" hinterherrief. Der drei Etagen umfassende Gang die Treppe herunter bis zum Hauseingang war kaum zu bewältigen. Es fühlte sich an, als steckte die Nadel noch direkt in meinem Hinterteil und bohrte sich immer tiefer in meinen Körper hinein. Nachdem ich nach einer halben Ewigkeit unten angekommen war, stellte ich fest, dass ich meinen Helm oben liegen hatte lassen. Es blieb mir also nichts anderes übrig, als mich unter immer größer werdenden Qualen die Treppe wieder hinaufzuarbeiten. Die letzten fünf, sechs Stufen kroch ich auf allen Vieren. Vor der Tür richtete ich mich mit letzter Kraft auf und versuchte, möglichst mannhaft zu wirken. Ich klingelte.

„Du bist's noch mal? Hast Du was vergessen, oder habe ich Dir zu sehr wehgetan", fragte Detlev Rosenstock aufrichtig fürsorglich, als er öffnete. „Wehgetan? Ach, Quatsch", lachte ich, und schon diese kleine Muskelbewegung fuhr vom Bauch herunter in mein Gesäß wie eine Ladung Schrotkugeln.

„Aber Du hast ja Tränen im Gesicht", sagte der Heilpraktiker beunruhigt. Das hatte ich selbst noch gar nicht mitbekommen.

„Wahrscheinlich wieder die blöde Allergie", beschwichtigte ich, ließ mir meinen Helm aushändigen und wartete mit den ersten Schritten, bis Herr Rosenstock die Praxistüre hinter sich wieder geschlossen hatte.

Zwanzig Minuten später war ich unten, und mir war speiübel. Ich hatte jedoch nicht bedacht, dass ich die Heimfahrt auf meinem Roller ohne Zweifel in sitzender Position absolvieren musste – und zwar auf dem Sattel VNBT1, der in etwa so gemütlich war wie ein Betonfußboden. Ich wuchtete mich langsam auf die Sitzschale und stellte schnell eines unumstößlich fest: dass es nicht gehen würde! Jetzt bemerkte auch ich die Tränen, die mir das Gesicht entlang rannen; ausgelöst von Wut und Ärger auf Herrn Rosenstocks Versagen und den höllischen Schmerzen natürlich, die von meiner Kehrseite ausgingen.

Nach weiteren fünf Versuchen hatte ich mühsam eine Position gefunden, in der ich wenigstens ein Stück weit fahren konnte. Es war dieselbe Haltung, die ich immer einnahm, wenn ich auf der Fahrt in den Südtirol-Urlaub auf einer der Autobahnraststätten nach der Brenner-Überquerung auf die Toilette musste und auf Anraten meiner Mama vermeiden wollte, mit der Klobrille in Berührung zu kommen. Das Problem an dieser Stellung war nur, dass sie verdammt auf die Oberschenkel ging – und ich mit dem rechten Bein irgendwie auch noch bremsen musste, wenn es die Verkehrssituation erforderte. Ich versuchte, mich mit 20 Stundenkilometern in einer Art Stehhocke durch die Seitenstraßen zu navigieren. Doch alle paar Hundert Meter benötigte ich eine Pause, damit mir nicht die Bänder rissen.

Nach einer guten Stunde war ich schließlich zuhause, vollständig erschöpft, mit bereits jetzt spürbarem Muskelkater in beiden Beinen und stinksauer zugleich.

„Das hat aber lange gedauert", sagte meine Mutter, als sie mich in Empfang nahm. „Wie war's denn?"

„Ganz gut", schwindelte ich. Auch wenn ich diesen Rosenstock für einen Versager zumindest in Sachen Injektionstechnik hielt, wollte ich nicht, dass sie mitbekam, welche Tortur die Behandlung für mich war. Immerhin hatte sie meinem Vater viel Geld dafür herausgeleiert, und sie besaß wirklich die Hoffnung, dass die Eigenbluttherapie endlich den Durchbruch für meine Beschwerden brachte.

„Setz Dich doch zu mir und erzähl mir mal, wie das so abgelaufen ist", sagte sie.

„Nee", antwortete ich und schlich im Zeitlupentempo zu meinem Zimmer. „Muss noch Hausaufgaben machen." Dann legte ich mich auf den Bauch.

Kapitel 9

Es ist nicht alles schlecht

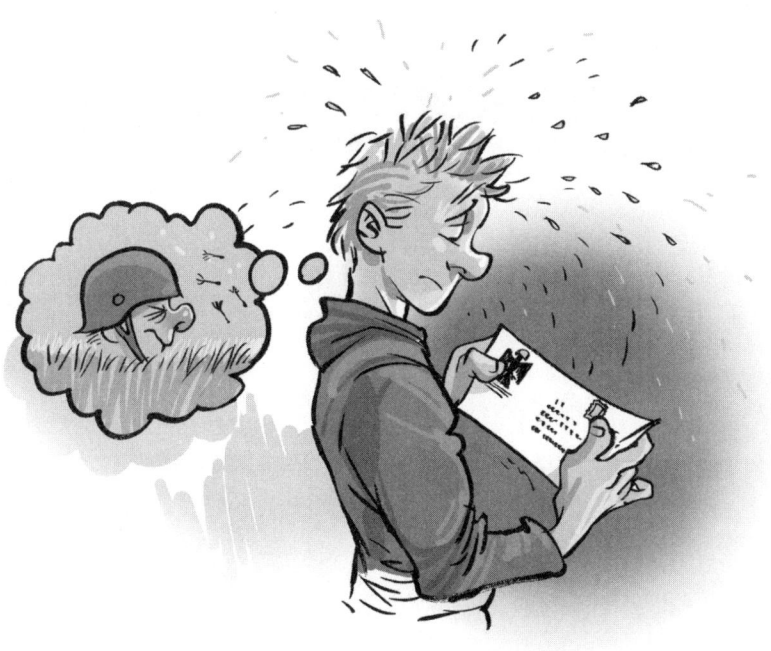

cht Wochen waren seit der allerletzten Eigenblutbehandlung vergangen. Ich konnte natürlich noch nicht einschätzen, ob sich die 750 Mark in Bezug auf einen etwaigen Therapieerfolg gelohnt hatten. Eines wusste ich jedoch bereits ganz sicher: Diese Prozedur war die demütigendste Erfahrung, die ich bislang im Zusammenhang mit meinen Allergien machen musste. Nicht nur, dass ich mich inmitten meiner sexuellen Mannwerdung einem homosexuellen Heilpraktiker überaus exponiert zu präsentieren hatte. Nach jeder Injektion bildete sich an meinem Arsch außerdem ein etwa fünfmarkstückgroßer Abszess, der das Sitzen einen gesamten Tag lang nahezu unmöglich oder zumindest verdammt unangenehm machte. Aus diesem Grund legte ich die Spritzen nach dem zweiten schmerzhaften Erlebnis stets auf einen Freitagmittag, damit ich nicht am folgenden Morgen zur Schule musste und wenigstens am Samstagabend mit meinen Freunden etwas unternehmen konnte – wenn ich schon den Vorabend bäuchlings vor dem Fernseher verbrachte. Selbst an meinem 18. Geburtstag, den zu feiern ich mir jahrelang gewünscht hatte, tat mir sowohl beim Kaffeekränzchen mit der Verwandtschaft zuhause als auch später beim Umtrunk mit meinen Freunden in der Kneipe die gesamte Zeit der Hintern weh, weil mir Herr Rosenstock keine 24 Stunden zuvor mein Eigenblut in die linke Pobacke jagte. Wenn ich das geahnt hätte!

Es war gerade Februar – ein Monat, in dem ich selbst in schlimmen Jahren wenig zu befürchten hatte. Die Weihnachtszeit hatte ich bis auf die Sitzproblematik einigermaßen schadlos überstanden: Nicht aus allergischen Gesichtspunkten, es gab ja im Winter ohnehin praktisch keine Pollen, und die für mich gefährlichen Lebensmittel mied ich eben, so gut es ging. Vielmehr freute ich mich, weil ich mein Gewicht mehr oder weniger stabil halten konnte, obwohl ich nie wieder in das „Body World" gegangen war, dessen schönen Wellnessbereich ich seinerzeit vollspuckte. Zum Glück machte ich mir schon immer wenig aus irgendwelchem Gebäck mit möglicherweise Allergie auslösenden Gewürzen oder aus einer mit verdächtigen Kräutern gefüllten Gans, und so hielt ich mich tapfer. In jeder Hinsicht

Das nächste Unheil kündigte sich jedoch in Form eines Schreibens an, das mich in einem hellblauen Umschlag erreichte und das von einer ominösen und mir bis dato unbekannten Behörde namens „Kreiswehrersatzamt" ausgestellt war. Zur Verdeutlichung seiner offenbar elementaren Bedeutung für das Gemeinwesen hatte das Amt einen riesigen Bundesadler auf das Papier gedruckt, was mich nachhaltig einschüchterte. Noch nie hatte ich einen derart offiziellen Brief erhalten. Direkt unter dem Adler und einem eisernen Kreuz stand in fett gedruckten Lettern

„Bescheid zur Musterung sowie Eignungsuntersuchung und Eignungsfeststellung"

Als ich den Text durchlas, wurde mir abwechselnd heiß und kalt. Zwar hatte mich mein Vater schon öfter mit ernster Miene vorgewarnt, dass es bald ernst in Bezug auf den Dienst für mein Vaterland werden würde – so, wie es für ihn einst Anfang der sechziger Jahre in der

Arnulf-Kaserne zu Roding im Feldjägerregiment III ernst geworden war. Und ich wusste auch, dass er damit recht hatte: Im Frühjahr würde ich mein Abitur machen und wäre mit der Schule fertig. Dann gab es für einen jungen männlichen Erwachsenen ohne ansteckende Krankheiten kaum ein Entkommen vor der Armee. Aber auf das, was mir Papa von seiner Zeit bei der Bundeswehr erzählte, konnte ich getrost und guten Gewissens verzichten: Für unbequeme Stockbetten, riesige Gemeinschaftstoiletten, Nachtwachen bei Minusgraden, tagelange Märsche im strömenden Regen oder die allabendliche Getränkeaufnahme mittels eines mit Bier gefüllten Stahlhelmes hatte ich einfach nichts übrig. Ich ging lieber auf ein WC, das man abschließen konnte, und trank mein Colaweizen aus dem Glas.

Gleichwohl war die Kriegsdienstverweigerung auch keine wirkliche Option: Mein Freund Markus, der bereits nach der zehnten Klasse vom Gymnasium abgegangen war und unmittelbar danach einberufen wurde, hatte sich für den Zivildienst entschieden und landete beim Fahrdienst für Behinderte, der in unserer Stadt von der Arbeiterwohlfahrt organisiert wurde. Was sich zunächst relativ locker anhörte, entpuppte sich als mittleres Desaster, als der erste Insasse aufgrund der rasanten Fahrweise meines Kumpels auf offener Strecke in die Hose machte. Kurz danach stellte der arme Markus fest, dass dieses Malheur auch passieren konnte, wenn er langsam fuhr. Seine Insassen nässten sich sogar ein, bevor er überhaupt den Motor anließ. Und spätestens ab dem Zeitpunkt, an dem er während seiner Mittagspause kurz nach dem Verzehr eines Leberkäsebrötchens die randvolle Erwachsenenwindel eines seiner Fahrgäste wechseln musste, verlor der Zivildienst für Markus seinen Lässigkeitsfaktor. Darauf hatte ich noch weniger Lust als darauf, mich in ein Stockbett zu legen.

Das Kreiswehrersatzamt teilte mir hochoffiziell mit, dass ich mich am 25. März um 10 Uhr zur Musterung im Amtsgebäude in der Stefanstraße 200a einzufinden hatte. Außerdem wurde mir noch verdeutlicht, dass ich an einer sogenannten EUF teilnehmen musste; einer

„Eignungsuntersuchung und Eignungsfeststellung". Ziel dieser EUF sei es, stand dort zu lesen, mithilfe psychologischer Tests herauszufinden, für welche militärische Tätigkeit ich eingesetzt werden konnte. Diese Formulierung machte mich nervös. Schließlich wurde die grundsätzliche Frage, nämlich ob ich überhaupt für eine militärische Tätigkeit geeignet sein würde, hier gar nicht gestellt. Die aber war doch meines Erachtens in meinem Fall viel relevanter. Ich hoffte, dass ich meine objektiv völlige Untauglichkeit wegen meiner vielfältigen Allergiebeschwerden dort irgendwie plausibel zur Sprache bringen konnte, allen Horrorgeschichten zum Trotz, die über die Musterung existierten. Immerhin hatte Timo, ein Klassenkamerad von mir, neulich damit geprahlt, dass er nur wegen seines chronischen Tennisarmes ausgemustert worden war. Doch wenn der Russe wirklich kam, wäre ein Soldat mit Tennisarm sicherlich wehrbereiter als jemand, den man nur mit reifen Kirschen bewerfen musste, um ihn außer Gefecht zu setzen!

Am 25. März stand ich um 9.30 Uhr vor einem tristen Betonklotz in der Stefanstraße und rauchte eine Zigarette. Normalerweise rauchte ich um diese Zeit nicht, aber erstens war ich aufgeregter als bei meiner praktischen Rollerführerscheinprüfung, meiner bis dahin schlimmsten Prüfungserfahrung. Und zweitens erinnerte ich mich an den Deutsch-Grundkurs, in dem wir ein Jahr zuvor das Buch „Bekenntnisse des Hochstaplers Felix Krull" durchnahmen. Darin ließ, soweit ich das gerade noch rekonstruieren konnte, Thomas Mann seinen Protagonisten davon fabulieren, dass man unter Umständen durch den Konsum zahlreicher Zigaretten vor der Musterung eine vorübergehende Kurzatmigkeit auslösen konnte, die dann entsprechende Wirkung auf den Stabsarzt haben sollte. Ich wusste nur nicht mehr genau, ob Krulls Methode Erfolg hatte.

Ich rauchte also noch eine und zur Sicherheit noch eine – und zog kurz vor zehn meinen Trumpf aus dem Ärmel beziehungsweise aus meiner Jackentasche: einen Erdnussriegel. Genüsslich biss ich hinein, in gespannter Erwartung, was die Nüsse wohl diesmal mit meinen Bronchien anstellen würden. Ich hatte natürlich eine Dose Allergospasmol dabei – zur Sicherheit und auch, um das Medikament bei Gelegenheit geschickt im Musterungsraum zu platzieren oder noch besser: am Mann anzuwenden. Dann blieben sicherlich keine Fragen mehr offen, wenn es gleich darum ging, mein Leiden zu veranschaulichen.

Meiner Bitte nach einem entsprechenden, meine Argumentation unterstützenden Attest war Dr. Meinert einige Tage nur widerwillig nachgekommen. „Die machen eh ihre eigene Untersuchung", erklärte er mir lapidar. Dennoch bescheinigte er mir nach einigen weiteren zähen Überredungsversuchen meinerseits auf immerhin zwei DIN A 4-Seiten, dass ich gegen Gräser, Bäume und einige andere Pflanzen allergisch war. Spätestens nach der Lektüre von Meinerts Liste des Grauens konnte ein verantwortungsbewusster Bundeswehr-Mediziner eigentlich nicht anders, als mich davor zu schützen, anstatt im Kampf nach einem unüberlegten Biss in einen Apfel zu fallen!

Ein paar Unwägbarkeiten gab es freilich trotzdem noch: Ich wusste, dass die sogenannte Tauglichkeitsstufe 1 für mich von vornherein ausschied, weil ich dafür schlichtweg insgesamt nicht fit genug war – und das war auch gut so! In Betracht kamen: Stufe 2 – „eingeschränkt verwendungsfähig"; diese Stufe war für Heuschnupfenpatienten mäßiger Ausprägung vorgesehen, aber auch für alle Kurz- und Weitsichtigen oder Männer mit Zahnspange. Stufe 3 – „eingeschränkt verwendungsfähig für bestimmte Tätigkeiten"; hier versammelten sich all jene Halbkrüppel, die an Platt-, Senk- oder Spreizfüßen litten oder farbenblind waren und die aufgrund ihres Gebrechens vom Verteidigungsministerium für Schreibdienst oder ähnlich langweilige Aufgaben eingeteilt wurden. Im besten Fall natürlich landete ich in Stufe 5 – das hieß im Kreiswehrersatzamtsdeutsch „verwendungsunfähig" und bedeutete im Klartext, dass man sich die nächsten 15 Monate einen flotten Otto machen konnte, anstatt durch die Gegend zu kriechen oder stundenlang strammzustehen. Hierfür aber waren die Hürden verdammt hoch, denn um den Wehrdienst und somit auch den Zivildienst aus diesem Grund zu umgehen, brauchte man schon Krebs, Epilepsie oder zumindest Diabetes. Und das war ja auch nicht gerade erstrebenswert.

„Name?", hallte es durch den kleinen, weiß gekachelten Raum, in dem sich außer einem Paravent, einem Schreibtisch, zwei Stühlen und einer Sehtafel nichts befand. Außer mir und Oberstabsarzt von Hackenloth natürlich. Von Hackenloth entsprach in Ton, Aussehen und Verhalten exakt der Person, die ich an dieser Stelle erwartet hatte. Er war extrem unfreundlich, hatte eine Frisur, wie ich sie zuletzt im Kino in Schindlers Liste gesehen hatte, und bemühte sich gar nicht erst so zu sprechen, dass sich seine blecherne Stimme nicht alle zwei Sätze überschlug. Das konnte ja heiter werden. Obwohl ich wusste, dass er wusste, wie ich hieß, weil es ja groß auf dem Formular stand, das vor ihm lag, sagte ich ihm um des lieben Friedens willen meinen Namen.

„Sie wissen, warum Sie hier sind?", fragte Hauptmann von Hackenloth.

Ich wusste, warum ich hier war.

„Wir untersuchen Sie heute bezüglich Ihres Eignungsgrades für den Wehrdienst."

Auch das war mir klar. Nur den Plural verstand ich nicht. Erst in diesem Augenblick erkannte ich schräg hinter dem Sichtschutz einen weiteren winzigen Schreibtisch, hinter dem ein schmächtiger junger Mann an einer uralten Schreibmaschine saß und nur darauf zu warten schien, dass er etwas zu tun bekam. Und ich wiederum wartete, dass das Snickers endlich seine Wirkung zeigen würde. Doch noch juckte im Gaumen nichts, die Lippen warfen sich nicht auf und Luft bekam ich ebenfalls ausreichend. Das war nicht gut.

„Ausziehen!", schmetterte Oberst von Hackenloth durch den Raum.

„Alles?", fragte ich.

„Alles", sagte er.

Also ging ich hinter den Paravent und entledigte mich meiner Kleidung. Lediglich meine Strümpfe behielt ich lieber an, weil es in dem kleinen Zimmer eisig kalt war. Die Situation beklemmte mich. Vielleicht hätte ich meine Verteidigungsstrategie besser schon zu Beginn klarmachen sollen.

„Herr Hackenloth?", fragte ich zaghaft hinter dem dünnen Holzaufsteller hervor.

„Oberstabsarzt von Hackenloth!", donnerte es zurück.

Wie auch immer, dachte ich.

„Ich hab' da noch ein Schreiben von meinem Arzt", versuchte ich zu erklären.

„Jetzt nicht! Jetzt untersuche ich Sie erst einmal!"

Wenig später stand ich bis auf zwei nicht besonders repräsentative Tennissocken an den Füßen splitterfasernackt vor dem unfreundlichen Medizinsoldaten. Er hörte mich ab, drückte mir seine Finger in die Lymphknoten, schaute mir mit einer Art Mini-Taschenlampe in Ohren, Nase und Hals, maß meine Größe und ließ mich auf eine Waage stellen. Die Ergebnisse murmelte er missmutig vor sich hin, und zwar so leise, dass nicht einmal ich sie verstehen konnte, obwohl ich maximal fünf Zentimeter von ihm entfernt stand. Der Schreibgehilfe allerdings wusste offenbar genau, was sein Chef meinte, denn ich bekam mit, wie es im Hintergrund im Akkord klapperte. Dieser Mann musste das absolute Gehör haben! Ich hingegen fror, starrte angespannt an die Decke – und bemerkte plötzlich, dass mir der Typ mit seinen klammen Fingern an den Hoden herumfuchtelte. Das ging dann doch entschieden zu weit.

„Husten Sie mal!", sagte Brigadegeneral von Hackenloth scharf.

„Aber ich … Muss das sein?"

„Husten!"

Ich hustete. Er nuschelte wieder irgendetwas vor sich hin, woraufhin die Schreibmaschine hinter mir erneut heiß lief. Ich verstand ihn auch diesmal nicht, aber scheinbar war mit meinen Eiern so weit alles in Ordnung. Das war ja immerhin schon mal eine Erkenntnis.

„Anziehen!"

Ich trottete zurück hinter den Paravent und zog mich an, wie es mir befohlen wurde. Erstaunlicherweise spürte ich noch immer die Fahrradkette in meinen Bronchien nicht. Am Ende hatte die blöde Eigenbluttherapie von diesem Detlev Rosenstock tatsächlich meine gesamten Allergien eliminiert, nach all den Jahren – und ausgerechnet jetzt. Das wäre natürlich ein absolut beschissener Zeitpunkt für den Therapieerfolg, den ich mir so sehr wünschte! Trotzdem ich befreit durchatmen konnte wie ein gebürtiger Helgoländer zog ich, als ich wieder hinter der dünnen Wand hervorkam, mein Spray aus der Hose und nahm einen tiefen Zug. Ich musste jetzt schwerere Geschütze auffahren.

„Was ist das?", fragte Generalmajor von Hackenloth.

„Ach, nichts weiter. Nur mein Asthmaspray!"

„Sie haben Asthma? Davon steht hier gar nichts!"

„Na ja, ich bin Allergiker, und manchmal bekomme ich halt keine Luft mehr", antwortete ich und war stolz darauf, dass ich diese dramatische Wendung mit souveränem Understatement präsentierte. Nun war auch der richtige Zeitpunkt für Dr. Meinerts Attest gekommen. Ich ging betont langsam zu meiner Jacke und nahm den Brief aus der Innentasche.

„Ach ja, bevor ich's vergesse – ich hab' hier noch was von meinem Arzt für Sie."

Ich fand mich großartig! Als ob ich das vergessen hätte …

„Geben Sie her", schimpfte Generalleutnant von Hackenloth. Er las die erste Seite in gefühlten fünf Sekunden durch und die zweite noch schneller. Ich blickte ihn gespannt an. Gleich würde er mir sein Urteil über die schockierende Diagnose seines Kollegen mitteilen. Alles andere als eine umgehende Einstufung in Tauglichkeitsstufe 5 konnte er jetzt eigentlich nicht mehr verantworten.

„Wenn das so ist …", setzte General von Hackenloth an.

Dann können wir sie leider nicht bei der Bundeswehr einsetzen, hörte ich ihn schon sagen. Ich überlegte, ob ich ein trauriges Gesicht machen sollte oder ob das doch ein bisschen zu dick aufgetragen war.

„… dann müssen Sie eben ins Bundeswehrkrankenhaus nach Amberg. Dort untersuchen wir Sie dann nach unseren Maßstäben."

Im ersten Moment war ich mir nicht sicher, ob ich mich verhört oder ob sich dieser Oberstwaldmeister Sackinsklo versprochen hatte.

„Das wäre ja noch schöner, wenn uns jeder einen Zettel von seinem Heilpraktiker mitbringt und sich damit um den Wehrdienst drücken könnte."

Ich bekam keine Luft mehr.

„Von seinem Heilpraktiker", schnaufte der Oberstabsarzt und lachte verächtlich.

Meine Atemnot verschlimmerte sich. Aber ich konnte beim besten Willen nicht sagen, ob es an dem Erdnussriegel vorhin lag oder daran, dass mich die Situation gerade überforderte.

Bereits drei Tage später fand ich das Schreiben des Kreiswehrersatzamtes im Briefkasten, in dem mir mitgeteilt wurde, wann genau ich mich im Bundeswehrkrankenhaus in Amberg zu melden hatte. Unterschrieben war es natürlich von Dr. von Hackenloth, und seine Signatur sah aus, als sei ihm der Stift abgerutscht. Außerdem befand sich genau dort ein langer Riss in dem Formular, der darauf hindeutete, dass Hackenloth zu fest aufgedrückt hatte. Mit dem Kerl stimmte ohne jeden Zweifel etwas nicht. Das aber half mir jetzt auch nicht weiter. Übernächste Woche musste ich mich in den Zug setzen und mich auf Herz und Bronchien testen lassen. Womöglich war ich tatsächlich wieder weitgehend beschwerdefrei, abschließend ließ sich das um diese Jahreszeit noch nicht beurteilen. Mir ging es physisch auf jeden Fall gut, seit der letzte Abszess abgeschwollen war, und nachdem ich den Erdnussriegel überlebt hatte, war ich kurz davor, mir in saisonaler Ermangelung von Kirschen im Supermarkt eine Kiwi zu kaufen, um zu testen, was mein Immunsystem nach deren Genuss wohl anstellte. Aber ich ließ es sein.

Zu frustriert war ich, nachdem ich insgeheim schon fest damit gerechnet hatte, das KWE als freier Mann verlassen zu dürfen. Nun aber ging ich fast schon sicher davon aus, dass Hackenloth einen Vermerk verfasst hatte, in dem er mich vor seinen Amberger Kollegen als Simulanten einstufte. Dass bei einem Militärvertreter die Bescheinigung einer ganzheitlichen Gemeinschaftspraxis nicht gut ankommt, hätte ich mir aber auch denken können. Und was die bei der Bundeswehr von Leuten hielten, die einen auf Drückeberger machen wollten, davon hatte ich schon viele Schauermärchen gehört. Die konnten nicht alle erfunden sein! Ich sah mich bereits mit einer Zahnbürste die Kasernen-Latrine putzen.

Während der Zugfahrt nach Amberg verzichtete ich aufs Rauchen – und ich hatte diesmal auch nicht vor, bei der anstehenden Untersuchung mein Spray werbewirksam zu präsentieren. Ich wollte nur, dass die Sache möglichst schnell vorbei ging und ich Planungssicherheit darüber bekam, was ab Sommer mit mir passieren würde. Nach einer Stunde intensiven Nachdenkens im Nichtraucherwagen kam ich in dem kleinen oberpfälzischen Städtchen an, das weitgehend vom Bundeswehr-Standort lebte, was schon am Bahnhof deutlich wurde: Überall wimmelte es von Menschen in olivgrünen Uniformen, die entweder nach Hause fahren wollten oder angekommen waren, um ihren Dienst in der knapp 5.000 Mann starken Panzerbrigade XII anzutreten. Ich kam mir vor wie ein verirrter Zivilist mitten im Feld.

Nach einer knappen Viertelstunde Fußweg erreichte ich das Bundeswehrkrankenhaus. Der Weg war nicht ausgeschildert, aber ich folgte einfach den vielen Baretten, Feldmützen und Springerstiefeln. Bei dem Krankenhaus handelte es sich um einen riesigen, aus mehreren alten und neueren Gebäuden bestehenden Komplex neben der eigentlichen Kaserne. Auf dem Gelände liefen auch Ärzte in weißen Kitteln herum, aber vorwiegend ebenfalls grimmig dreinblickende Männer in Tarnuniform. Und ich sah zahlreiche Menschen, die einen türkisfarbenen Umhang anhatten und an einen Tropfer angeschlossen waren, den sie langsamen Schrittes neben sich herzogen. Soweit ich mich an den Sozialkundeunterricht erinnerte, war die

Bundeswehr eine reine Verteidigungsarmee und beteiligte sich allenfalls am Bau von Sandsack-Barrieren, wenn irgendwo wieder die Donau oder der Rhein über die Ufer getreten war. Das aber sah so aus, als stünden wir noch kurz vor den Toren Stalingrads, und die Verwundeten der grausamen Schlacht wurden genau hier behandelt. Mich schauderte es bei dem Gedanken, bald dazuzugehören.

Im Brief stand, dass ich mich um 11 Uhr in Trakt B, Raum 3.21 einfinden musste. Um Punkt 11 Uhr stand ich vor Raum 3.21 und einem Schild mit der Aufschrift „H". Dass hier vorwiegend Herren unterwegs waren, hatte ich zur Kenntnis genommen. Ich wunderte mich aber darüber, dass sie mich offenbar in einer Toilette untersuchen wollten! Erst jetzt bemerkte ich, dass ich mich in Trakt A befand. Ich hatte mich in dem verdammten Veteranenlabyrinth verlaufen und natürlich auch niemanden um Hilfe gefragt. Das musste ich jetzt aber notgedrungen tun, wollte ich nicht einen noch schlechteren Eindruck machen und zumindest meine Restchance bewahren, doch noch um den Dienst an der Waffe herumzukommen.

„Entschuldigen Sie?", fragte ich einen jungen Mann in Zivilkleidung, der ebenfalls vor dem Klo mit der Raumnummer 3.21 A stand. „Ich suche Trakt B. Wissen Sie, wo das ist?"

„Nein", antwortete der Mann leicht weinerlich. „Den suche ich auch. Ich muss dort zur Nachuntersuchung und bin schon eine viertel Stunde zu spät."

Wir hasteten gemeinsam zum Pflegerzimmer und fragten nach dem kürzesten Weg zu Trakt B. Als wir die langen Gänge dorthin eilten, erzählte mir der Mann, dass er im Kreiswehrersatzamt unserer Nachbarstadt gemustert worden war und wegen einer früheren Sportverletzung erfolglos auf untauglich plädiert hatte. „Wer Fußball spielen kann, kann auch zur Bundeswehr", hatte ihm der dortige Oberstabsarzt beschieden. Nun sollte er, der sich mir als Martin vorstellte und dessen linkes Schienbein anscheinend drei Titanschrauben und eine kleine Stahlplatte enthielt, zum selben Doktor wie ich – allerdings 15 Minuten früher. Vielleicht war das ja ein perfider Wink des Schicksals, und durch das Zuspätkommen dieses armen Leidensgenossen würde sich der Groll auf mich Gräser- und Pollensimulanten etwas legen. Man würde sehen.

Ich wartete fast eine geschlagene Stunde, bis Martin wieder aus dem Behandlungszimmer kam. Er schaute traurig zu Boden, und ich wusste, dass er die nächsten zwölf Monate in unvorteilhaftem Oliv verbringen würde.

„Viel Glück", sagte er leise. „Ich hab' T3, so 'ne Scheiße! Na ja, vielleicht sehen wir uns in der Schreibstube."

Das hoffte ich mal nicht.

„Ja, vielleicht", sagte ich. „Mach's gut!"

„Kommen Sie rein", rief ein drahtiger, dunkelhaariger Mann mit Brille mir durch die offene Tür entgegen. Seine Stimme klang zumindest wesentlich freundlicher als das Volksempfängerorgan von Kompaniekurpfuscher Hackenloth.

„Wir müssen Sie also noch ein bisschen eingängiger untersuchen", sagte der Mann, der sich auf einen Drehstuhl hinter einem Schreibtisch lümmelte, sich mir lapidar als Dr. Wächter vorstellte und der im Anschluss fröhlich vorlas, was ihm sein Amtskollege von Hackenloth aufgeschrieben hatte.

„Sie sind Allergiker?"

„Ja", antwortete ich. „Leider. Ich vertrage 'ne ganze Menge Zeug nicht. Ich hab da was …"

„… von Ihrem Heilpraktiker, ich weiß", lachte Dr. Wächter. „Das lassen Sie mal schön stecken. Wir müssen das hier sowieso alles überprüfen. Jetzt ziehen Sie sich erstmal aus."

Ich hörte keine alte Schreibmaschine klappern und sah auch keinen Gehilfen irgendwo herumsitzen. Wir beide waren alleine hier. Die Atmosphäre war schon jetzt deutlich entspannter als im Kreiswehrersatzamt. Und auch der Raum wirkte freundlicher und nicht so militärisch.

Als Vertrauensbeweis meinerseits zog ich mich nicht hinter dem auch hier herumstehenden Paravent um, sondern legte meine Kleidung behutsam auf die Liege, die am Fenster stand. Allerdings ließ ich neben den Socken erstmal auch meine Unterhose an, weil ich hoffte, dass Dr. Wächter nicht nochmals meine Hoden in Augenschein nehmen musste.

„Treiben Sie Sport?", fragte der Arzt, als er mich von oben bis unten in Augenschein genommen hatte.

„Ja", sagte ich. „Ich gehe viel schwimmen, und zuhause mache ich Liegestütze und so was."

„Das sieht man. 76 Kilo bei einem Meter 84, das ist ein gutes Gewicht!"

Wahnsinn, war ich stolz!

„Und dabei behindert Sie Ihre Allergie gar nicht? Und das, ähem, warten Sie, das Asthma?"

Wahnsinn, war ich blöd!

„Ach so, ja, manchmal natürlich schon, aber ich passe immer auf, und überhaupt mache ich das ja nur drinnen, also im Winter, im Sommer gehe ich schon mal raus, aber nur, wenn es regnet, ich meine …", stotterte ich.

„Schon gut", sagte Dr. Wächter. „Ich weiß Bescheid, keine Panik."

Das war ja mal granatenmäßig nach hinten losgegangen! Er hörte mich ausgiebig ab und wiederholte ruhig und unaufgeregt das Prozedere, das auch Generalfeldmarschall von Hackenloth bereits mit mir veranstaltet hatte. Nur die Eierbeschau ließ er glücklicherweise weg. Nach zehn Minuten war er mit der Untersuchung fertig.

„Sie können sich wieder anziehen", sagte er. „Sie sind aus militärärztlicher Sicht gesund und fit. Ich fürchte, Sie sind sogar zu fit!"

Ich ahnte, was jetzt kommen würde.

„Kein Übergewicht, gute Zähne, keinerlei Haltungsschaden. So können wir Sie leider nicht ausmustern! Solche Leute wie Sie brauchen wir ja bei uns", lachte er. „Und Heuschnupfen allein ist kein Untauglichkeitsmerkmal. Sonst hätten wir hier ein echtes Problem. Das hat ja jeder Dritte heutzutage, dazu noch die ganzen Verweigerer, da wären wir bald ganz schön alleine in all unseren großen Kasernen!"

Ich war den Tränen nahe.

„Wir machen jetzt zur Sicherheit noch einen Prick-Test, das kennen Sie ja", meinte Dr. Wächter noch. „Nur damit wir wissen, gegen was genau Sie allergisch sind, für die Akten. Und dann war's das auch schon für heute."

Das war's dann wirklich. Ich wusste ja, was dieser neuerliche Test im besten Fall ergab: Gräser, Bäume und ein bisschen Obst. Das reichte immer noch locker für Stufe 3, also Schreibstube mit Titanschrauben-Martin und Kollegen, unbequeme Stockbetten, riesige Gemeinschaftstoiletten und die allabendliche Getränkeaufnahme mittels eines mit Bier gefüllten Stahlhelmes. Im schlechtesten Fall indes kam heraus, dass ich gar nicht mehr auf so viele Pflanzen reagierte, weil die Rosenstock'sche Eigenblutbehandlung ihr Übriges getan hatte. Dann konnte ich mich zusätzlich schon mal auf ein Jahr Nachtwachen bei Minusgraden und tagelange Märsche im strömenden Regen einstellen. Enttäuscht schlich ich zum Bahnhof, der wieder voller uniformierter Männer war. Ich rauchte eine Zigarette und kaufte mir eine Dose Bier. Schütze Vollfrust meldete sich zum Dienst!

Dr. Wächter hatte mir noch mitgeteilt, dass ich in vier bis fünf Wochen die entscheidende Post vom Kreiswehrersatzamt bekommen würde – mit dem Ergebnis meiner Nachuntersuchung sowie dem Einberufungsbescheid. Darin stünde der entsprechende Truppenteil, die Adresse meiner Kaserne sowie das Datum, an dem mein normales Leben für ein Jahr ausgesetzt werden würde. Das waren denn auch die einzigen Überraschungen, die ich von der Bundeswehr noch erwarten durfte. Denn der Prick-Test, den ich in Amberg über mich ergehen ließ, fiel wie vermutet verhältnismäßig unspektakulär aus: keine Spur mehr von riesigen Quaddeln und unerträglichem Juckreiz. Auf meinem Arm bildeten sich lediglich ein paar kleinere rote Pusteln, die nicht weiter störten und nach einer halben Stunde gänzlich verschwunden waren. Der Heilpraktiker hatte ganze Arbeit geleistet.

Die Warterei auf das Schreiben war eine einzige Qual. Ich musste mich in der Schule nebenbei auch noch auf das Abitur vorbereiten. Und während manche meiner Mitschüler schon eifrig Pläne für die Zeit danach machten, sich ein Studium aussuchten, Bewerbungen schrieben oder eine lange Reise vorbereiteten, würde ich ein trostloses Rekrutendasein irgendwo im Nirgendwo fristen – was für trübe Aussichten! Fast 15 Jahre meines Lebens hatte ich mich meinen lästigen Allergien untergeordnet. Ich ließ Hunderte Spritzen mehr oder weniger klaglos über mich ergehen, verbrachte Stunden über Stunden in Wartezimmern und an Inhalationsgeräten, pumpte mich voll mit Müdigkeit hervorrufenden Tabletten oder kortisonhaltigen Sprays – und ich ließ mir schlussendlich sogar mein eigenes Blut in den Hintern injizieren. Trotzdem konnte ich nicht Urlaub machen, wo ich wollte, konnte nicht den Sport ausüben, den ich mochte, und konnte nicht die Lebensmittel essen, die mir schmeckten. Und das eine, einzige, allereinzige Mal, an dem mir mein chronisches Leiden etwas Positives hätte bescheren können, bäumte sich mein Immunsystem auf und ließ mich im Stich. Vielen Dank auch!

Der Brief vom KWE lag zusammen mit einem gelben Post it auf dem Küchentisch, als ich einige Zeit später von der Schule nach Hause kam. Wieder war es ein dummer, blauer Umschlag und ich verspürte keinerlei Ambitionen, ihn überhaupt zu öffnen. Über zwei Monate waren seit der Nachuntersuchung in Amberg vergangen. Ich stand kurz vor der heißen Phase meiner Schullaufbahn und hatte es dank einer probaten Verdrängungstaktik zuletzt einigermaßen gut hinbekommen, mich auf die Prüfungen zu konzentrieren. Mein Vater hatte mir in den letzten Wochen immer wieder Mut zugesprochen und den Wehrdienst so harmlos und harmonisch dargestellt, dass ich schon fast glaubte, es handele sich um eine Art einjährige Klassenfahrt mit ein paar lustigen Ausflügen ins Grüne, lehrreichen

Wanderungen in die unberührte Natur und geselligen Abenden im Kreise fröhlicher Gleichaltriger. Natürlich wusste ich, dass es nicht so war.

Ich nahm den Umschlag so vorsichtig als befände sich eine Bombe darin. Im Grunde hatte ich gar keine Lust, mir den Inhalt überhaupt durchzulesen. Auf den gelben Klebezettel außen drauf hatte meine Mutter geschrieben, dass ich mir nichts draus machen sollte und am Ende alles gut werden würde. Ich fand das süß, aber wirklich trösten konnte mich das nicht. Wenn ich großes Glück hatte, würde ich wenigstens einer Kaserne in der Nähe zugeteilt. Dann konnte ich an Wochenenden und freien Tagen nach Hause fahren. Wenn Dr. Wächter aber doch nicht so nett war, wie er wirkte, oder wenn dieser von Hackenloth bei der Entscheidung ein Wörtchen mitzureden hatte, dann landete ich bei der Marine oder den Gebirgsjägern und war auf absehbare Zeit Hunderte Kilometer von daheim entfernt.

Es half nichts. Ich musste mich der Wahrheit stellen. Ich öffnete den Umschlag und stellte fest, dass sich zwei verschiedene Formulare darin befanden. Auf dem einen war wieder der übliche Bundesadler und darunter die fett gedruckte Überschrift „Musterung". Ich überflog die folgenden Zeilen.

„Sehr geehrter Herr Dingens, blablabla …, nach dem Ergebnis Ihrer Nachuntersuchung vom blablabla …, wurden Sie als verwendungsunfähig eingestuft …, blablabla, eine Durchsicht des ärztlichen Untersuchungsergebnisses haben wir beigefügt …, blablabla, können Sie binnen zwei Wochen Widerspruch beim Kreiswehrersatzamt blablabla."

Und wo stand nun, in welcher Kaserne ich mich einzufinden hatte? Und ob ich nun Angehöriger des Heeres war oder der Luftwaffe oder was? Ich las das Ganze noch einmal, allerdings etwas langsamer und versuchte mich zu konzentrieren. Bei einer Formulierung stockte ich.

„Sind Sie als ver-wen-dungs-un-fähig eingestuft"

Das konnte doch nicht sein! Mein Herz klopfte bis zum Hals. Ich las den Satz nochmals und nochmals und nahm schließlich zitternd das zweite Blatt aus dem Umschlag. Es hatte keinen aufgedruckten Adler, sondern trug den schlichten blauen Stempel des Amberger Bundeswehrkrankenhauses. Ich versuchte, mich besser auf das Wesentliche zu fokussieren. Es war das Ergebnis meines neuerlichen Prick-Testes. Und nach allem, was ich von dem medizinischen Fachchinesisch kapierte, hatte mich Dr. Wächter gar nicht auf Gräser, Bäume und dergleichen getestet. Sondern nur auf irgendwelche Gewürze und Ähnliches – mit dem Resultat, dass ich unter anderem Estragon nicht vertrug, Kümmel und vor allem: Muskatnuss! Noch nie zuvor war mir aufgefallen, dass ich die nicht vertragen hätte, geschweige denn, dass ich wusste, wo so etwas überhaupt drin war. Und jetzt rettete mir das kleine, braune Ding den Arsch! Ich fasste es nicht.

Einige Stunden später, als ich mit meinen Eltern den so erfreulichen wie überraschenden Befund besprochen hatte, leuchtete mir nach und nach alles ein: Natürlich war denen in Amberg mein läppischer Heuschnupfen weitgehend egal. In einem Materiallager, einer Kfz-Werkstatt oder eben der berühmten Schreibstube hätte ich meine Zeit problemlos ableisten können, ohne mit derart vielen Pollen in Berührung zu kommen, um ernsthaft gesundheitlich gefährdet zu sein. Gut, ich wäre wohl um die nervige Grundausbildung herumgekommen, die langen Märsche und anstrengenden Geländeübungen, und vielleicht wären meine Ausbilder auch das Risiko nicht eingegangen, mich an eine Waffe zu lassen, damit sich kein Schuss lösen konnte, wenn ich beim Hantieren einen Niesanfall bekam.

Tatsächlich aber konnte die Hardthöhe schon aus logistischen Gründen natürlich keinerlei Rücksicht nehmen auf Soldaten mit einer ausgeprägten Gewürzallergie. Äpfel, Zwetschgen oder Nüsse hätte ich eben nicht essen dürfen, und Kiwis oder Kirschen gab es in der Kantine vermutlich sowieso nicht. Aber wer konnte schon mit Gewissheit sagen, ob in dem Sack Würzmischung, den der Hilfskoch in die paar

Hundert Kilogramm Kartoffelpüree kippte, nicht kleine Spuren von Muskat enthalten waren, die mich und andere Weicheier massiv gefährdeten? Wahrscheinlich hätte ich den Konsum sogar problemlos überlebt, vielleicht nicht einmal bemerkt. Aber die Bundeswehr als jahrzehntelang erprobte Verteidigungsarmee ging eben lieber auch hier keinerlei Risiko ein. Ich war glücklich. Meine Mutter hatte recht: Es wurde am Ende alles gut.

An diesem Tag konnte ich nicht einschlafen. Ich war, so doof das klingt, zum ersten Mal aufrichtig dankbar, dass ich Allergiker war. Klar, es gab Schöneres. Aber auch viel Schlimmeres. Und durch meine Allergie hatte ich gerade in der Lotterie des Lebens ein ganzes Jahr gewonnen! Ich stellte mir von Hackenloths Gesicht vor. Er ärgerte sich bestimmt wahnsinnig, dass ich trotz meines wehrkraftzersetzenden Heilpraktiker-Attestes durchgekommen war. Unter den armen Kameraden, die in den nächsten Tagen bei ihm zur Musterung mussten, waren sicherlich nicht besonders viele T5er.

Gewürzallergien gehören zu den sogenannten pollenassoziierten Nahrungsmittelallergien, einem weiteren Phänomen innerhalb der unseligen Kreuzallergien, bei denen ja – wie schon beschrieben – ebenfalls ein Übel ein anderes nach sich zieht. Es ist beispielsweise nahezu ausgeschlossen, nur gegen die Muskatnuss allergisch zu sein. Man braucht in diesem Fall schon den Beifuß als Hauptauslöser der Beschwerden. Die gemeine Birke kreuzt sich dagegen gerne mit (in alphabetischer Reihenfolge) Anis, Basilikum, Chili, Dill, Koriander, Liebstöckel, Majoran, Oregano, Pfefferminz und Thymian, was in schweren Fällen nicht nur die Weihnachtsbäckerei zu einer enormen Herausforderung machen kann. Ein allergenfreier Speise- und Lebensplan erfordert von Betroffenen und Angehörigen bisweilen eine Menge Disziplin. Doch lassen sich derartige Unverträglichkeiten in aller Regel durch schlichte Vermeidung lösen.

Richtig heikel wird es freilich bei Allergenen, denen man kaum oder nur unter größten Anstrengungen ausweichen kann: So leiden rund acht bis zehn Prozent der Menschen unter einer Hausstauballergie, die eigentlich Milbenkotallergie heißen müsste, weil sich die allergische Reaktion nicht gegen den Staub an sich, sondern gegen die Ausscheidungen der kleinen Spinnentierchen richtet. Die aber ernähren sich nun mal vorwiegend von tierischen und menschlichen Hautschuppen sowie von Haaren. Wie also soll man das verhindern, außer täglich fünfmal zu staubsaugen oder den Boden zu wischen?

Schimmelpilzallergiker haben ebenfalls die Schwierigkeit, dass sie nahezu überall mit dem Auslöser ihrer Leiden konfrontiert werden – selbst wenn die eigene Wohnung keine feuchten Wände hat: Pilzsporen finden sich schließlich nicht nur hinter Tapeten, sondern vor allem in der freien Natur. Weil aber auch der gute, alte Penicillium Notatu, den Alexander Fleming einst nach seinem Urlaub nichts ahnend in einer seiner vergessenen Petrischalen entdeckte, auch nichts anderes ist als ein Pilz, vertragen viele dieser Patienten deshalb ebenfalls kein Penizillin oder ähnliche Antibiotika. Fast 60 Prozent aller Medikamenten-Allergien gehen von diesem Stoff aus, schätzen Forscher.

Doch es geht noch dramatischer: Allergische Reaktionen können auch auftreten nach dem Konsum von Gelatine oder Kuhmilch, von Rindfleisch oder Fischmehl. Bei Letzterem kann es für einen anaphylaktischen Schock sogar ausreichen, wenn das Futter eines Huhnes mit diesem versetzt wurde.

Fast drei Millionen Deutsche leiden zudem an einer Insektengiftallergie. Das Spektrum der Reaktion kann von einer leichten Schwellung bis zum Tod führen – was laut Statistischem Bundesamt rund 20-mal im Jahr vorkommt.

Manche Immunsysteme wehren sich gegen die Verabreichung von Plasmalösungen bei Blutinfusionen, manche vertragen nicht einmal die Kochsalzlösung. Es gibt Allergien gegen Latex und gegen Leder, gegen Kälte und Licht.

Und es gibt, man kann es kaum für möglich halten, eine Allergie gegen Sperma! Wenn Ihnen also immer dann die Augen tränen und die Nase läuft, wenn Sie gerade ejakuliert haben, dann sollten Sie sich besser mal testen lassen. Das aber ist noch die weitaus weniger schlimme Ausprägung dieser seltenen Überempfindlichkeit. Es gibt nämlich auch Frauen, die höchst empfindlich auf ein Protein reagieren, das im männlichen Samen enthalten ist, und bei denen es zu Brennen und Juckreiz, zu Schwellungen und Hautausschlägen und manchmal sogar zu Durchfall oder Erbrechen kommen kann. Das ist natürlich an und für sich alles andere als lustig. Aber für einen Multi-Allergiker wie mich wäre es damals gut zu wissen gewesen, als ich erstmals die etwas intensivere Bekanntschaft mit dem anderen Geschlecht machte.

Kapitel 10

Schatz, ich muss mein Spray holen

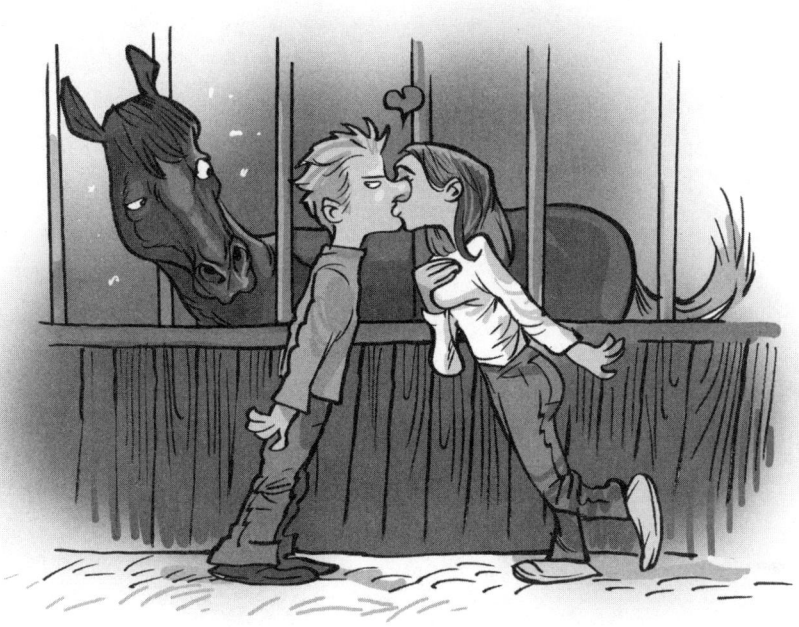

Sanni hieß eigentlich Susanne und war die erste Liebe meines Lebens, zumindest sofern man im Alter von knapp 18 Jahren von Liebe sprechen konnte. Ich hatte natürlich auch vorher immer mal wieder Mädchen kennengelernt und auch schon geknutscht. Die feierwütige Merle zum Beispiel, die mich auf einer Party einfach ansprach – und mir schon nach wenigen Minuten die Zunge in den Hals steckte. Leider war sie sturzbetrunken und übergab sich wenig später über meine gesamte Cordhose, die selbst nach dem dritten Mal Waschen noch nach einer Mischung aus Magensäure und Apfelkorn roch. Oder die frühreife Kathrin, die mich zu einer gemeinsamen Autoscooterfahrt auf dem Volksfest einlud und mir währenddessen unauffällig in den Schritt fasste, sodass ich minutenlang nicht aus dem kleinen Elektrowagen aussteigen wollte. Ich überbrückte die Zeit mit relativ uninspirierter Fummelei, und erst als wir vom Personal unter der Androhung von körperlicher Gewalt unmissverständlich aufgefordert wurden, die nächsten Fahrgäste ranzulassen, hatte sich meine Erregung so weit gelegt, dass ich imstande war, aufzustehen.

Aber im Gegensatz zu vielen meiner Freunde hatte ich noch nie eine feste Beziehung gehabt – und Sex schon gar nicht. Einer der Gründe für dieses unfreiwillige pubertäre Zölibat waren tatsächlich: meine zahlreichen Allergien! Ich schämte mich dafür, dass ich nicht alles essen konnte, was mir angeboten wurde. Ich genierte mich, wenn ich bei fremden Leuten auf der Terrasse einen Niesanfall bekam, nur weil ihr Garten von einer Espenhecke begrenzt war. Und ich hatte regelrecht Angst davor, im Beisein eines Mädchens einen Erstickungsanfall wegen einer Birke, einer Haselnuss, einer Kirsche oder irgendeiner anderen harmlosen natürlichen Sache zu erleiden und für alle Zeiten als keuchender und hilfloser Hänfling gebrandmarkt zu sein. Immerhin war auch mir bekannt, dass Frauen jeden Alters eher auf die harten Typen standen. Ein chronisch anfälliger Jammerlappen mit Augentropfen und einem Notfallspray in der linken sowie einer Familienpackung Taschentücher in der rechten Hosentasche, der ständig aufpassen musste, bestimmten Pflanzen nicht zu nahe zu kommen, hatte wahrscheinlich den Sex-Appeal eines Autoreifens.

Dieser im wahrsten Sinne des Wortes unbefriedigende Zustand änderte sich erst mit Sanni. Ich hatte sie das erste Mal im 32er-Bus gesehen, mit dem ich ausnahmsweise zur Schule fuhr, weil die Straßenbahn wegen dringender Oberleitungsarbeiten für ein paar Tage stillgelegt wurde und das Wetter für eine Fahrt mit dem Roller zu schlecht war. Eigentlich war die Linie 32 für mich ein ziemlicher Umweg, aber an diesem Morgen ging es nicht anders. Und wie das manchmal eben so ist im Leben, sind es die kleinen Zufälle, die unser Schicksal entscheidend beeinflussen können.

Sanni saß bereits auf der hintersten Sitzbank und unterhielt sich mit einer Freundin, als ich an der Bushaltestelle gegenüber unseres Hauses zustieg. Ich hatte sie noch nie zuvor gesehen, und doch bemerkte ich sie sofort: Sie hatte kurze blonde Haare, eine süße kleine Stupsnase, Sommersprossen im Gesicht und eine Jeans, die an beiden Oberschenkeln eingerissen war. So konnte man ein bisschen von ihren braun gebrannten Beinen sehen – und so und nicht anders trug man das damals, wenn man cool sein wollte. Dieses Mädchen war definitiv cool; ganz im Gegensatz zu mir, der während der gesamten Fahrt manisch zu ihr herüberstarrte und immer dann, wenn sie meinen Blick erwiderte, hektisch auf den Boden glotzte.

Natürlich fuhr ich auch dann noch mit dem Bus zur Schule, als die Oberleitung der Tram repariert war. Und natürlich fuhr ich auch dann noch mit dem Bus zur Schule, als das Wetter zuließ, dass ich mit meiner Vespa hätte fahren können. Ich fuhr fast zwei Wochen lang mit dem Bus zur Schule, saß einfach nur da, schaute sie an und guckte weg, wenn sie zurückblickte. So ging das eine ganze Weile, und wenn es nach mir gegangen wäre, dann hätte dieses Trauerspiel auch noch angedauert. Also fasste sie sich irgendwann ein Herz und beendete dieses trostlose Theater.

„Hey! Ich bin Sanni", sagte sie eines Morgens zu mir. Sie und ihre Freundin hatten ganz offensichtlich darauf gewartet, bis ich wie immer an der hinteren Tür einstieg: Diesmal war die letzte Bank leer, und Sanni und das andere Mädchen standen direkt vor mir, nachdem ich den Bus betreten hatte. Auch wenn ich mir eigentlich darüber im Klaren war, dass ich in den vergangenen Wochen ein ziemlich desaströses Bild als verklemmter Hampelmann abgab, konnte ich es nicht glauben, dass sie mich überhaupt wahrgenommen hatte.

„Freut mich", stotterte ich und stellte mich unbeholfen vor. Sie grinste.

„Ich hab' Dich noch nie hier gesehen, und plötzlich tauchst Du jeden Tag im 32er auf. Hast Du ihn vorher schon mal gesehen?", fragte sie ihre Freundin, und es war sicherlich eine hypothetische Frage.

„Nö", sagte sie. „Was macht er denn auf einmal hier drin?"

„Genau, was machst Du denn auf einmal hier drin? Du gehst doch nicht auf die Adenauer, oder?", fragte Sanni, kniff die Lider zusammen und blinzelte mich irgendwie frech an. Ich sah, dass das Blau in ihren Augen selbst Terence Hill neidisch gemacht hätte und musste schlucken. Natürlich ging ich nicht auf die Konrad-Adenauer-Realschule.

„Nein, ich bin am Goethe", erzählte ich wahrheitsgemäß, denn ich besuchte seit der fünften Klasse das Johann Wolfgang von Goethe-Gymnasium in der Innenstadt, zumindest noch die restlichen paar Wochen bis zum Abitur.

„Ooooh – ein Gymnasiast", bemerkte Sanni mit einem schnippischen Unterton. „Wie finden wir das?"

„Na ja, vielleicht kann er nix dafür", lachte ihre Freundin.

„Stimmt, er sieht eigentlich ganz nett aus", sagte Sanni.

„Danke", antwortete ich und fand ein Dankeschön an dieser Stelle im selben Augenblick total bescheuert. Ich fühlte, wie ich rot anlief, aber mir fiel nichts Lustiges, Ironisches oder Schlagfertiges ein, was ich hätte sagen können. Zum Glück musste ich jetzt aussteigen.

„Sieht man sich morgen?", fragte Sanni.

„Auf jeden Fall", sagte ich beim Hinausgehen. „Auf jeden Fall!"

Die nächsten paar Stunden in der Schule konnte ich mich nicht konzentrieren. Als ich wieder zuhause war, hatte ich keinerlei Appetit. Und die halbe Nacht wälzte ich mich schlaflos und aufgewühlt im Bett herum. Wenn ich die Symptome richtig deutete, ließen diese nur einen Schluss zu: Ich hatte mir irgendetwas eingefangen, womöglich einen grippalen Infekt! Dabei durfte ich jetzt unter keinen Umständen krank werden.

Am folgenden Morgen ging es mir noch schlechter. Ich hatte den Eindruck, dass sich in meinem Magen ein regelrechtes Loch befand. Mir war übel und dazu abwechselnd heiß und kalt. Trotzdem konnte ich jetzt nicht schlappmachen – ich musste zum Bus! Als der 32er an diesem Tag vorfuhr, stand ich jedoch wie angewurzelt an der Haltestelle. Ich sah Sanni, wie sie im Bus saß und mir lächelnd durch die Scheibe zuwinkte. In diesem Moment wurden die Hitzewallungen schlimmer und kalter Schweiß sammelte sich in meinen Handflächen und auf der Stirn. Noch bevor sich die Tür öffnete, drehte ich mich um und rannte weg. Ich war ein volljähriger junger Mann kurz vor dem Abi, hatte gerade die Musterung überstanden – und bekam eine veritable Panikattacke, weil ich zu einem wunderhübschen Mädchen in den Omnibus steigen sollte, das mich offensichtlich ebenfalls ganz gut leiden konnte. Nun war fraglos das die schlimmste Erfahrung meines Lebens, noch knapp vor meinem Kollaps auf dem Campingplatz und der kindlichen Nahtod-Erfahrung im Südtirol-Urlaub!

„Du bist voll verknallt, Alter", diagnostizierte Markus, als ich ihm am Nachmittag zumindest fragmentarisch von den Vorkommnissen erzählte.

„Quatsch", sagte ich. „Das kann doch gar nicht sein. Ich kenne die doch gar nicht."

Ich wusste selbstverständlich, dass ich keine Grippe und Markus recht hatte: Ich war verliebt, zum ersten Mal überhaupt. Das musste ich erstmal sacken lassen. Die folgenden Tage mied ich den Bus und fuhr wieder mit dem Roller zur Schule. Ich war zweifelsohne ein Feigling, ganz sicher ein Drückeberger, höchstwahrscheinlich ein Vollidiot – aber ich konnte nicht anders. An einem warmen Mittwochnachmittag schloss ich gerade die Sitzbank meiner Vespa auf und wollte den Helm aus seiner Verankerung nehmen, als ich zwei Fingernägel in meinem Nacken spürte.

„Wo warst Du denn? Du wolltest doch am nächsten Tag in den Bus kommen. Das war vorletzte Woche!"

„Hey, Sanni, hallo, cool, also, schön Dich zu sehen. Weißt Du, ich war krank – ich meine, mich hat's total erwischt, mit richtig Fieber und so …", stammelte ich und schämte mich im selben Moment in Grund und Boden.

„Du bist an der Haltestelle weggelaufen", sagte sie und sah mich abschätzig an. „Wie ein Kleinkind. Hast Du Angst vor mir oder was?"

„Ja, schon. Ich meine: Nein, ich hab' doch keine Angst, im Gegenteil, das war doch nur weil … weil … weil ich noch was daheim vergessen hatte." Ich redete ziemlichen Stuss und wusste das auch.

„Soso", sagte Sanni. „Was vergessen, hm? Na, hast Du ein Glück, dass ich nicht nachtragend bin. Dafür darfst Du mich jetzt nach Hause fahren!"

Sie holte wie aus dem Nichts einen Jet-Helm aus ihrer Umhängetasche und setzte ihn auf. Ich habe wirklich Glück, dachte ich, und wunderte mich nicht einmal darüber, dass sie wusste, wann ich heute Schulschluss hatte. Bevor ich darüber nachdenken konnte, sagte sie mir, wohin ich sie fahren sollte, und legte die Hände um meine Hüften.

Ab diesem Moment waren wir zusammen!

Wir verabredeten uns zum Eisessen und gingen ins Kino. Wir bummelten Händchen haltend durch die Stadt oder trafen uns nach der Schule auf einen Kaffee. Nach drei oder vier Wochen wusste ich nahezu alles von ihr. Sanni war ein überaus kommunikativer Mensch für ihre zarten 16 Jahre, und so redete sie bei jeder sich bietenden Gelegenheit wie ein Wasserfall. In diesem Zusammenhang erfuhr ich, dass ihre Eltern seit einiger Zeit geschieden waren, sie seitdem bei der Mutter lebte und keinen Kontakt mit ihrem Vater mehr haben wollte, weil er sich mit einer deutlich jüngeren Frau gelassen hatte. Dass sie einen jüngeren Bruder hatte, der Alex hieß und ein kleines Mathegenie war. Dass sie in ihrer Freizeit in einem Sportverein tanzte und irgendwann den Segelschein machen wollte. Dass sie nach der Mittleren Reife eine Ausbildung als technische Zeichnerin anstrebte. Dass sie schon seit zwei Jahren die Pille nahm. Dass ihr Ex-Freund ein untreues Arschloch gewesen ist, für das sie leider ihre Jungfräulichkeit nachts auf einem Spielplatz opferte. Und ich erfuhr, dass in ihrem Herzen noch Platz war für eine zweite große Liebe: Jolly.

Das war ihr Pferd!

Genauer gesagt gehörte Sanni das Tier nur zu einem Drittel, aber das spielte keine Rolle.

Das war ihr Pferd!

Obwohl sich Sanni nach außen hin alles andere als zurückhaltend gab, hatte sie ihre Prinzipien. Eines davon lautete, dass wenn ich wiederum irgendwann meine Jungfräulichkeit zu verlieren gedachte – sei es auf einem Spielplatz oder sonst wo – sie sich nach der vorangegangenen Enttäuschung erst hundertprozentig sicher sein wollte, dass ich der Richtige für sie war. Bis dato waren wir nicht einmal bei ihr oder bei mir zuhause gewesen und hatten allenfalls im Kino ein wenig herumgeknutscht. Ich musste also eine erneute Tauglichkeitsprüfung über mich ergehen lassen, und diese schloss unverrückbar mit ein, dass ich mich mit Jolly gut verstand, der etwas außerhalb der Stadt in einem Gestüt namens „Lindenhof" untergebracht war und den sie zweimal pro Woche besuchte, um ihn zu füttern, zu striegeln und natürlich zu reiten. Denn Jolly war, daran ließ sie nicht den geringsten Zweifel, das Wichtigste in ihrem Leben!

Ich machte mir nichts aus Pferden. Genauer gesagt, hatte ich eigentlich noch nie zuvor mit Pferden zu tun. Damals, in Südtirol, hatten meine Eltern und ich einmal das bekannte Örtchen Hafling besucht, das ein paar Kilometer von unserem Urlaubsort entfernt lag. Ich fand die kleinen Dinger, die lustigerweise ebenso hießen wie das Dorf, durchaus putzig, konnte mich aber dennoch nicht weiter für die Tiergattung an sich begeistern – wie auch überhaupt ich mit Tieren nicht besonders viel anfangen konnte. Mit Ausnahme von Arco, aber dass ich mich als Kind des Öfteren mit ihm abgab, machte ich eher aus Mitleid. Nicht für ihn, sondern für meinen magenkranken Onkel.

Nun aber führte kein Weg mehr daran vorbei, dass ich Sannis Liebling ebenfalls mehr als nur in meine Gebete mit einschloss. Am Wochenende sollte es so weit sein. Als ich Sanni mit dem Roller vor der Wohnanlage abholen wollte, in der sie mit ihrer Mutter und ihrem Bruder lebte, kam sie mir schon fröhlich winkend entgegen. Sie sah ungeheuer sexy aus in ihren engen Reiterhosen und den kniehohen Reitstiefeln. Auch wenn ich wahrscheinlich trotz meiner tierlieben Freundin kein Pferdenarr werden würde – an diesen Anblick konnte ich mich gewöhnen!

„Hey, lass uns gleich losfahren", sagte sie und gab mir einen Begrüßungskuss auf den Mund. Ich war glücklich, denn diese Frau war witzig, schlagfertig, klug und verdammt hübsch. Nach zehn Minuten Fahrt stellte sich ein leichter Juckreiz im Gaumen ein, die Nase lief und meine Augen begannen zu tränen. Natürlich konnte das nicht an der Person liegen, die gerade ihre Arme fest um mich geschlungen hatte. Folglich war die spürbare Resistenz nach der Eigenbluttherapie bei Herrn Rosenkranz doch nur ein äußerst vorübergehender Normalbetrieb meines dämlichen Immunsystems gewesen. Nun begehrte es wieder irrtümlich auf gegen die Pollen, die gerade bei bestem Wetter wieder munter umherflogen. 750 Mark für nichts und wieder nichts, dachte ich – und musste dabei so heftig niesen, dass ich beinahe den Lenker herumriss.

„Alles in Ordnung mit Dir?", rief Sanni besorgt von hinten und strich mir über den Bauch.

„Alles klar", beschwichtigte ich, stellte aber fest, dass rein gar nichts mit mir in Ordnung war: Mir strömte der Rotz aus der Nase wie zu schlimmsten vorhelgoländer Zeiten, und durch den Fahrtwind bekam meine Beifahrerin eine volle Ladung ab.

„Iiiiih", schrie sie. „Schnäuz' Dich mal!"

Ich fuhr rechts ran, entschuldigte mich für das Malheur und holte eine Packung Taschentücher aus dem Handschuhfach. Sanni rieb sich meinen Schleim von der Jacke und sah mich verdattert an.

„Du siehst aber schlimm aus. Ist wirklich alles okay?"

„Es passt schon", sagte ich und putzte mir die Nase. „Ist nur mein blöder Heuschnupfen."

„Du Armer", tröstete sie mich und gab mir einen Kuss. „Das ist ja wirklich doof. Davon hattest Du mir ja gar nichts erzählt."

Natürlich hatte ich Sanni noch gar nichts von meinen Allergien erzählt, denn bislang gab es dazu noch keinen Anlass – und meine Angst, als maskuline Karikatur dazustehen, bestand auch und gerade bei ihr fort. Wir fuhren weiter, doch es wurde und wurde nicht besser. Außerdem rochen ihre Stiefel etwas unangenehm nach einer Mischung aus Stall und Lederputzmittel, wie es meine Eltern für ihre Ausgehschuhe ebenfalls benutzten. Nach einigen Minuten musste ich erneut kurz anhalten. Es war nun höchste Zeit für eine Ladung Allergospasmol.

„Was ist das denn?", fragte sie zwischen zwei Sprühstößen beunruhigt, und ich erklärte ihr kurz den Sinn und die Wirkung meines Sprays. Nach zwei weiteren Zwischenstopps zur Nasenreinigung kamen wir am „Lindenhof" an. Schon der Parkplatz war beeindruckend. Ich stellte meinen Roller zwischen die dutzendweise auf der Fläche abgestellten Geländewagen in allen erdenklichen Grüntönen, wie sie sonst nur Jäger fuhren. Bei dem Gestüt handelte es sich um ein riesiges Anwesen mit einem mächtigen Hauptgebäude und mindestens vier oder fünf Stallungen sowie weiteren großen Bauten. Ganz offensichtlich hatten dort nicht nur ein paar Tierfreunde wie Sanni ihren Gaul untergebracht. Das hier war buchstäblich eine Pferdefabrik – und ein Ausflugsziel für Pferdefreunde aus der gesamten Region. Es gab einen Laden, in dem man Reitutensilien kaufen konnte und ein Restaurant mit einer großen Terrasse. Überall befanden sich professionelle Hinweisschilder zu Dressur- und Springplätzen, Zuchtboxen und sogar einem Schmiedeplatz! Es wimmelte von Leuten, und auf den vielen verschiedenen, umzäunten Grünflächen tummelten sich mindestens 30, ach was: 50 Pferde. Nach ein paar Schritten über das Areal wurden der Juckreiz stärker und das Sekret schneller. Meine Taschentücher waren bereits fast aufgebraucht.

„Hier entlang", befahl Sanni aufgedreht und zog mich in Richtung einer ungefähr 100 Meter langen und 20 Meter breiten Holzhalle. Als wir sie durch ein schweres Schiebetor betraten, kam mir ein Schwall konzentrierter Pferdeluft entgegen. Es war, als furzte einem einer der Klepper direkt ins Gesicht. Von einem Augenblick auf den anderen fühlte ich mich, als wäre ich oder wenigstens mein Gesicht soeben auf meine doppelte Größe angeschwollen. Offenbar war das aber nicht der Fall, denn meine Freundin schubste mich zielstrebig weiter in die stinkende Halle hinein, ohne auf eine etwaige Veränderung meiner Physiognomie Bezug zu nehmen. Ich versuchte, mit der Zunge zu ertasten, ob meine Lippen noch vollständig vorhanden waren, denn ich spürte sie nicht mehr. Sie waren aber anscheinend an ihrem angestammten Platz.

„Da ist er", sagte Sanni und strahlte.

Vor mir, in einem etwa fünf Quadratmeter großen, vergitterten und mit Stroh ausgelegtem Viereck stand: Jolly. Er war, wie man sofort sehen konnte, ein Hengst und, wie seine Drittelbesitzerin mir stolz erläuterte, ein klassischer Westfale. Ich sah, dass er recht muskulös war, dunkelbraun mit weißen Fesseln und ziemlich ruhig für so ein großes Vieh – wenn auch nur für ein paar Sekunden: Als ich mich vorsichtig in seine Box hineintastete, schüttelte er sich und stieß mir mehrfach mit seinem Kopf auf den Oberarm. Ich eilte wieder hinaus. Sanni lachte.

„Das macht er immer, wenn er jemanden noch nicht kennt. Aber nach ein paar Mal gewöhnt er sich bestimmt an Dich."

Nun, das mochte sein. Die viel drängendere Frage aber war in diesem Moment vielmehr, ob ich mich an ihn gewöhnen würde. Momentan lief es eher auf ein klares „Nein" hinaus, denn mir ging es gar nicht gut. Ich durchlebte gerade die gesamte Bandbreite aller möglichen Charakteristika, die meine Allergie mit sich brachte, inklusive einer beachtlichen Atemnot. So schlimm war es seit dem Ausflug an den alten Speichersee nicht mehr. Langsam dämmerte mir, was das Problem sein könnte. Es war das Pferd!

Geschätzte acht bis zehn Millionen Menschen leiden hierzulande an Tierhaarallergien. Das ist verdammt viel – vor allem im Hinblick darauf, dass wir Deutschen ungefähr 31 Millionen Haustiere besitzen, darunter über 12 Millionen Katzen und 7,5 Millionen Hunde. Außerdem, und das ist auch kein Trost, kann nahezu jedes Wesen auf Gottes schöner Erde eine massive Unverträglichkeit auslösen! So sind neben den gängigen Allergien auch solche gegen Vögel, Meerschweinchen, Kaninchen oder Wildtiere wie Rehe und Hirsche weit verbreitet. Dabei muss man dem Tier nicht einmal auf die Pelle rücken, um in den zweifelhaften Genuss von Bindehautentzündungen oder Erstickungsanfällen zu kommen: Zwar entwickelt auch das Immunsystem jedes zehnten Tierhalters nach einiger Zeit eine Allergie gegen den Hausgenossen. Vor allem aber leiden Menschen darunter, die überhaupt kein Tier besitzen oder die gar nichts weiter mit Tieren zu tun haben.

Der Begriff „Tierhaarallergie" ist in diesem Kontext übrigens ebenso falsch wie die Annahme, dass vor allem langhaarige Lebewesen recht großzügig mit der Verteilung von krank machenden Allergenen sind: Die Haare von Hengst Jolly und seinen zumeist vierbeinigen und vielzelligen Kollegen sind – wie man heute weiß – gar nicht dafür verantwortlich, dass bei manchen Menschen umgehend die Nesselsucht ausbricht, wenn sie auch nur einen Raum betreten, in dem zuvor ein Tier gewesen ist. Vielmehr sind es eiweißhaltige Bestandteile in Hautschuppen, Speichel, Schweiß, Urin oder Kot, die uns und unseren übereifrigen Mastzellen das Leben schwer machen. Eine Siamkatze ist also genauso gefährlich oder auch harmlos für unsere Immunsysteme wie ein afrikanischer Nackthund, wenn wir seine Allergenpartikel zusammen mit dem Staub aus der Umgebung einatmen.

Erstaunlich ist auch, dass Hundeallergiker neueren Studien zufolge in den meisten Fällen nur gegen eine bestimmte Hunderasse überreagieren, Betroffene mit einer Katzenallergie jedoch so gut wie immer auf praktisch jede Katze ansprechen. Dass ich niemals irgendwelche Beschwerden verspürte, während ich im Kindesalter mit Schäferhund Arco spielte, war also leider kein Indiz dafür, dass ich auch alle anderen

Vertreter dieser Tierfamilie gefahrlos streicheln konnte. Das mochte bereits bei einem Boxer oder einem Cockerspaniel ganz anders sein!

Die fiesen, kleinen Allergene bleiben oft – anders als bei Blütenpollen – trotz gründlicher Reinigung von Wohn- oder Hotelzimmern, Kleidung und Autos oft jahrelang mikroskopisch vorhanden. Selbst die in manchen Kleidungsstücken verarbeitete Angorawolle aus Kaninchenhaar kann dank der äußerst resistenten Eiweißverbindungen Albumin und Lipocalin zu einer plötzlichen Sensibilisierung beim Träger eines kuscheligen Winterpullovers führen. Die Allergene an sich sind zwar für jede Tierart spezifisch – man kann folglich nicht automatisch gegen alle Tiere allergisch werden oder sein. Mehrere Typen aber sind problemlos möglich.

Das Pferd konnte ich auf meiner sich stetig erweiternden Unverträglichkeitsliste schon einmal abhaken, denn dass ich gegen dieses Tier allergisch war, daran bestand nach dem Besuch beim guten Jolly kein Zweifel. Ich versuchte, Sanni meinen Kollaps zu erklären und hoffte darauf, dass sie mein Leiden akzeptierte – und mich vor allem auch weiterhin gern haben würde. Da mussten wir eben, eine spätere Heirat vorausgesetzt, auf die vorgesehene Kutschfahrt auf dem Weg zur Kirche verzichten.

Selbstverständlich habe ich Sanni auch weiterhin getroffen. Wir verstanden uns wirklich gut, und es machte ihr nichts aus, dass sie mich und Jolly nicht in Einklang bringen konnte. Unsere Zweisamkeit pflegten wir vorwiegend bei uns zuhause, denn ihr Zimmer, ja die ganze Wohnung, war mit Pferdeutensilien kontaminiert. Das führte leider dazu, dass mich ihre Mutter nicht besonders gut leiden konnte, denn sie glaubte mir nicht, dass mein konsequentes Fernbleiben nichts mit ihr zu tun hatte. Aber auch das bekamen wir hin. Aller schwierigen Rahmenbedingungen zum Trotz blieben Sanni und ich über zwei Jahre ein Paar – umgerechnet in Teenager-Zeit war das nahe an der Unendlichkeit. Wir küssten uns oft und stritten uns wenig, wir lachten viel gemeinsam und weinten nur ganz selten alleine. Ich sammelte mit ihr sogar meine ersten sexuellen Erfahrungen. Lediglich in Reitstiefeln durfte ich meine Freundin nicht mehr betrachten, weil sie aufrichtige Angst hatte, dass ich den Anblick nicht überlebte. Wir mussten also auf beiden Seiten Opfer bringen.

Aber irgendwann, wie das bei jungen Menschen eben in den allermeisten Fällen so ist, erkaltete die Leidenschaft füreinander, und sie verliebte sich neu. Soweit ich das mitbekam, war ihr neuer Freund zwei Jahre älter als ich und Sannis Fahrlehrer. Ich vermochte nicht zu sagen, ob sein Immunsystem bei Pferden anschlug, gewünscht hätte ich es ihm jedoch – und nicht nur das! Ich litt unter schwerem Liebeskummer, war verzweifelt und todunglücklich; genau vier Monate, zwei Wochen und drei Tage lang. Dann traf ich Melanie.

Optisch stellte sie das genaue Gegenstück zu Sanni dar: Sie hatte lange, dunkle Haare, dunkle Augen und war nicht wirklich ein Kind der Sonne. Aber Melanie hatte etwas an sich, was mich irgendwie magisch anzog, obschon sie eigentlich gar nicht mein Typ war. Stattdessen war sie eigenartig unnahbar, rätselhaft, still. Sie trug keine Markenklamotten und machte sich nichts aus Schmuck oder anderen Statussymbolen. Sie trug grundsätzlich Schwarz: schwarze Jeansröcke zu schwarzen T-Shirts oder schwarze Stoffhosen mit schwarzen Pullis.

Sie saß immer alleine im „Club 47", einer Musikkneipe, in der Markus, Thomas, ich und die anderen Jungs öfters abhingen und die ihren Namen der Legende nach daher trug, weil ein Gast einst 47 Schnäpse an einem Abend trank und nie mehr wiederkehrte – vor diesem Ereignis hieß das Lokal „Starclub". Die Wahrheit war aber wohl vielmehr, dass sich der Vorbesitzer diesen Namen hatte schützen lassen und seinem Nachfolger die Bezeichnung untersagte.

Der wiederum guckte auf die Haustüre und nannte den Laden um: Der „Club 47" befand sich schlicht in der Maxstraße Nr. 47.

Ich hatte damals viel Zeit, denn ich brachte die Schule mit einem passablen Abiturschnitt von 2,4 zu Ende, zur Bundeswehr musste ich bekanntlich nicht, und für die Wintersemester-Bewerbung an der Uni war ich zu spät dran; zumindest für die interessanten Studiengänge – und auf Mathematik oder Forstwissenschaften hatte ich keinen Bock. Melanie schien ebenfalls viel Zeit zu haben, denn sie war stets vor Ort, wenn wir den „Club 47" besuchten. Sie stellte für uns Jungs ein großes Mysterium dar, und wir unterhielten uns des Öfteren darüber, was ihr Geheimnis sein mochte, so einsam und gleichzeitig erhaben, wie sie uns erschien. Schnell rankten sich die wildesten Geschichten um sie, und mit jedem Colaweizen wurde sie für uns attraktiver. Eines Abends, als wir das Cola aus dem Colaweizen sicherheitshalber von vornherein weggelassen hatten, fasste ich mir ein Herz und sprach sie an. Und zwar so lässig, wie ich es nur konnte!

„Hey. Hast Du Feuer?", fragte ich mit der Kippe im Mundwinkel.

„Ich rauche nicht", sagte sie. Damit hatte ich keinen Gesprächsstoff mehr.

„Schade", sagte ich konsterniert und bemerkte, dass sie auf ihrer Lederweste einen kleinen Blechbutton mit der Aufschrift „Atomkraft Nein Danke" trug. Während ich mich noch fragte, woher sie wohl ihren Strom beziehen wollte, übernahm sie überraschenderweise die Initiative.

„Solltest Du auch nicht. Ich bin übrigens Melli."

Ich war verdutzt.

„Äh, hallo, cool, Melli, aha, äh, was meinst Du, was sollte ich auch nicht?"

„Na, rauchen natürlich. Weißt Du nicht, dass in einer Kippe über 200 giftige Substanzen enthalten sind?"

Das wusste ich nicht. Ich wollte es aber ehrlich gesagt auch gar nicht wissen.

„Und 40 davon machen Krebs."

Ich nahm die unangezündete Kippe aus dem Mund und steckte sie in die Schachtel zurück. Dann stellte ich mich vor.

„Was willst Du trinken?", fragte ich.

„Einen Swimming Pool", sagte sie.

Ich hatte keine Ahnung, was das sein sollte, aber das konnte ich mir unmöglich anmerken lassen. Ich bestellte also wie selbstverständlich einen Swimming Pool für Melli und einen für mich. Wenn wir beide denselben Drink nahmen, kam das in meinen Augen etwas weltläufiger daher, als hätte ich mir ein weiteres Weizenbier geordert. Die Bedienung brachte zwei Kelchgläser, die mit einer bläulichen Flüssigkeit gefüllt und mit einer Cocktailkirsche dekoriert waren. Wenn das so schmeckte, wie es aussah, dann mochte ich das Zeug nicht. Und leider schmeckte es genauso.

Zwei Swimming Pools für jeden später ging ich mit ihr nach Hause. Es mochte auch am Alkohol liegen, aber wenn Melanie an diesem Abend gesagt hätte, ich solle mit ihr zusammen ein Grab ausrauben oder ein Auto aufbrechen, hätte ich es vermutlich auch gemacht. Sie lebte, obwohl sie gerade erst 18 geworden war, alleine ganz in der Nähe. Ihre Wohnung bestand neben dem Bad aus einem einzigen kleinen Zimmer, in dem außer einer Küchenzeile, einem offenen Kleiderschrank und einer Matratze nicht viel drin war. Dafür war es höllenheiß, denn die Bude befand sich direkt unter der Dachschräge, und die Sonne schien an diesem Sommertag zwölf Stunden lang ohne Unterlass auf das Haus. Die Temperaturen aber waren mir gerade herzlich egal. Ich war zuvor nur mit Sanni intim gewesen, alle paar Wochen bei mir im Kinderzimmer, wenn meine Eltern nicht zuhause waren. Es war fraglos schön, aber auch mir war klar, dass es in diesem Bereich noch andere Dinge geben würde, die wir beide nicht aussprachen.

Das, was Melli ab dem Moment mit mir veranstaltete, nachdem wir die Türschwelle überschritten hatten, war Lichtjahre von dem entfernt, was ich kannte und zeugte von einer bemerkenswerten Routine, was sexuelle Handlungen betraf. Ich hingegen wusste bald nicht mehr, wo oben und wo unten war. Sie schrie, stöhnte, kratzte, biss und warf mich hin und her wie einen Kartoffelsack. Als sie gerade zum zweiten oder dritten Mal innerhalb von vielleicht zehn, fünfzehn Minuten auf mir saß, so genau wusste ich das nicht mehr, bemerkte ich ein altbekanntes Geräusch in meiner Brust. Es war die Fahrradkette.

„Hey, mach' doch mal langsam", keuchte ich und versuchte aufzustehen. „Ich muss kurz …"

„Jetzt nicht", sagte sie schroff und drückte mir beide Arme nach unten. „Ich bin noch nicht so weit."

„Aber ich kann nicht …", sagte ich und röchelte dabei wie ein angeschossener Elch.

„Noch nicht, Baby. Bitte noch nicht. Ich komm' gleich", schnaufte sie und wippte mit ihrem Körper schneller auf und ab. Himmel, sie verstand nicht!

„Ich krieg' keine Luft mehr. Ich ersticke", schrie ich mit letzter Kraft und hörte kurz darauf aus den Bronchien mein eigenes Echo.

Erst dann stieg sie erschrocken von mir herunter.

„Scheiße Mann, was ist denn los mit Dir?"

„Chh krg kn Lft mhr", presste ich hervor und suchte in der Dunkelheit nackt und auf allen Vieren am Boden nach meiner Hose, in der sich hoffentlich mein Spray befand. Melli saß inzwischen aufrecht auf der Matratze und starrte mich fassungslos an. Es war fünf vor zwölf!

„Sag schon. Was stimmt nicht mit Dir?", fragte sie auf einmal bewundernswert ruhig.

Ich konnte ihr derweil leider nicht antworten. Stattdessen kroch ich mit letzter Kraft hinüber zum Waschbecken in der Küchenzeile, hielt meinen Kopf unter den Wasserhahn und drehte ihn auf. Ich wusste nicht, was genau gerade wieder mein Abwehrsystem narrte, aber ich hoffte, dass eine Ladung kaltes Wasser auch diesmal als

Sofortmaßnahme helfen würde. In diesem Moment schaltete Melanie das Licht an und begann spontan zu lachen. Auch wenn es sicherlich doof aussah, wie ich mir nackt und mit einem halb erigierten Penis Wasser über den Kopf laufen ließ, fand ich die Situation weniger lustig. Ich brauchte umgehend mein verfluchtes Allergospasmol, sonst half wahrscheinlich nur der Luftröhrenschnitt.

„Nun sag' schon, was mit Dir los ist!", sagte sie und beugte sich behutsam zu mir herunter. Sie hatte sich zwischenzeitlich ein schwarzes T-Shirt und ein schwarzes Höschen angezogen.

„Keine Luft, brauch' mein Spray", pfiff ich wie ein Bauchredner heraus und überlegte, ob ich es wohl überhaupt dabei gehabt hatte. Normalerweise vergaß ich es nicht mehr, zumindest das hatte ich mir spätestens seit dem unerfreulichen Vorfall am Baggersee immer wieder eingebläut, aber es gab für alles ein erstes Mal. Und im Falle eines verbummelten Anti-Asthma-Aerosols zur Hauptpollenzeit war dieser Zeitpunkt genau: jetzt! Mir fiel siedend heiß ein, dass die alte Packung seit einigen Tagen leer war und ich gestern ein neues Rezept von Dr. Meinert holte, das ich noch gar nicht eingelöst hatte. Ich war danach gleich mit dem Roller ins Waldfreibad weitergefahren, und auf dem Rückweg war die Apotheke schon geschlossen. Und heute war dummerweise Sonntag!

Melanie zog mich sachte auf den Boden und lagerte meine Beine auf einen kleinen Hocker, den sie vor mich hinstellte. Sie eilte ins Bad und kam mit einer Spritze und einem dünnen Blutsperregurt zurück, den sie mir geschickt um den Oberarm legte. Sie zog ihn fest zu, sodass meine Vene hervortrat wie der Schlauch eines Fahrradreifens, den man aus Versehen mit zu viel Luft füllte. Dann setzte sie mir die Spritze direkt in die Vene hinein – und es tat nicht einmal ansatzweise weh. Daran konnte sich der Meinert mal ein Beispiel nehmen, dachte ich und siehe da: Binnen einer Minute bekam ich wieder besser Luft. Dafür klopfte jetzt mein Herz wie ein Presslufthammer auf der höchsten Stufe.

„Mann, hast Du mich erschreckt! Ich hätte nicht gedacht, dass ich das Zeug wirklich mal brauche", brach Melli irgendwann ein drei- oder vierminütiges, leicht beklemmendes Schweigen, währenddessen sich mein Puls langsam halbwegs auf Normalmaß zurückpendelte.

„Danke! Verdammt noch mal, danke! Was war das denn, was Du mir da gespritzt hast?", fragte ich leise.

„Adrenalin. Ich hab' von meinem Chef mal so ein Notfallset geschenkt bekommen. Vorletztes Jahr beim Weihnachtswichteln." Sie lächelte.

„Von Deinem Chef?", fragte ich.

„Ja. Ich bin Arzthelferin. Ich arbeite bei 'nem Zahnarzt, und da braucht man das auch ab und zu, wenn einer unserer Patienten irgendein Medikament nicht verträgt. Und ein paar von den Dingern waren abgelaufen, also hat er es uns mitgegeben."

„Das ist abgelaufen?"

„Ja, seit zwei Jahren schon. Hat aber doch geklappt, oder? Das wird ja sicher nicht schlecht."

Etwa eine Stunde später hatte ich mich einigermaßen beruhigt und auch wieder vollständig angezogen. Dann fuhr sie mich mit ihrem Auto heim. Ich schlich mich in unser Haus, legte meinen Eltern einen Zettel hin, auf den ich schrieb, dass ich bei Markus übernachten würde und holte mein Rezept von meinem Schreibtisch. Anschließend suchten wir eine Apotheke, die gerade Notdienst hatte. Ich erzählte der Mitarbeiterin, was vorhin passierte – freilich ohne die körperliche Anstrengung näher auszuführen, der ich ausgesetzt gewesen war.

„Was haben Sie denn am Abend gegessen oder getrunken?", fragte sie.

„Nichts Besonderes", antwortete ich. „Nudeln und ein, zwei Bier. Ach, und so 'nen Cocktail …"

„War in dem vielleicht etwas enthalten, was Sie nicht vertragen?", wollte die Apothekerin wissen.

Natürlich! Die blaue Flüssigkeit! Das musste es sein! Dieser vermaledeite, ekelhafte, pappsüße Swimming Pool!

„Es kann sein, dass Sie gegen manche Farbstoffe oder Konservierungsmittel allergisch reagieren", erklärte die Frau. „Lassen Sie sich doch mal testen."

Ich bedankte mich für den Rat und nahm erleichtert mein Spray entgegen. Nach zwei Sicherheitssprühstößen vor Ort fuhren wir wieder zu Melanie. Wir legten uns nebeneinander auf die Matratze, ich atmete tief durch und nahm ihre Hand.

„Du hast mir vorhin tatsächlich das Leben gerettet", sagte ich zu ihr und konnte es selbst nicht fassen, was gerade passiert war. Bis vor vier, fünf Stunden kannte ich dieses Mädchen noch gar nicht. Und nun verband uns etwas ganz Besonderes. Das war zweifelsohne ein Zeichen für die Ewigkeit.

„Ach Quatsch", meinte Melli nur, und schlief ein.

Die Ewigkeit hielt rund eineinhalb Jahre. In dieser Zeit lernte ich eine Menge darüber, dass sich Gegensätze vielleicht anzogen, dass man dauerhaft aber sein Glück nicht finden konnte, wenn der Partner auf einem anderen Stern lebte als man selbst. Es ging schon damit los, dass Melanie strikte Vegetarierin war. Sie ernährte sich fast ausschließlich von Körnern und Gemüse und akzeptierte nicht einmal, dass ich in ihrer Gegenwart ein Wurstbrot verspeiste. Sie fuhr einen 20 Jahre alten VW Golf ohne Katalysator, weigerte sich aber aus Umweltschutzgründen vehement, in ein Flugzeug zu steigen, weshalb sie sich auch nicht ihren Traum erfüllen konnte, nach Nicaragua auszuwandern und in einem Kinderkrankenhaus in San Carlos zu arbeiten. Sie hasste gewöhnliche Hotels, also blieben wir in den Ferien stets zuhause, weil ich ja schlecht Urlaub auf dem Bauernhof machen konnte. Überhaupt verließen wir ihre Wohnung nur selten, denn sie hielt meine Freunde allesamt für reaktionäre Spießer. Mich wahrscheinlich auch, aber immerhin übertünchte meine Dankbarkeit für ihre Rettungstat und zugegebenermaßen zunächst auch der

Sex vorübergehend alle anderen Unzulänglichkeiten. Irgendwann aber hielt ich es nicht mehr aus und ging, weil es für uns beide besser war. Ich habe Melanie nie wiedergesehen, und ich betrat auch den „Club 47" nicht mehr.

Danach ging mein Allergikerleben, wie sollte es auch anders sein, seinen gewohnten Gang. Nach einem Jahr gepflegten Nichtstuns studierte ich ein paar Semester Jura, brach das Studium aber wieder ab und fand schließlich eine Stelle bei der Lokalzeitung. Einige weitere Partnerinnen traten in mein Leben und gingen irgendwann wieder, mit einer ebenso schönen Regelmäßigkeit wie der Frühling kam und jedes Mal eine mehrmonatige Leidenszeit einläutete, die durch globale Erwärmung, Ambrosia und andere Unwägbarkeiten unserer Natur immer länger wurde. Meine Urlaube verbrachte ich nur noch am Meer, aber nicht an der Nordsee, sondern lieber in wärmeren Gefilden.

So verstrichen die Jahre. Nachdem in Bayern die gleichgeschlechtliche Lebenspartnerschaft offiziell zugelassen wurde, heirateten Wolfgang und Detlev Meinert, geborener Rosenstock. Sie verkauften ihre Praxis, um mit einem Schiff um die Welt zu segeln. Ich musste mir also notgedrungen einen neuen Allergologen suchen und fand ihn in Dr. Tietjen. Er ist in meinem Alter, ein wenig verschusselt, macht aber insgesamt bislang einen ganz guten Eindruck. Gegenwärtig absolviere ich bei ihm mal wieder eine Desensibilisierung, es dürfte inzwischen die fünfte oder sechste sein, und die Zeichen stehen gut, dass ich einigermaßen schadlos zumindest über die nächsten beiden Sommer komme. Dafür sitze ich vor jeder Spritze im Wartezimmer und danach 30 Minuten neben der Eieruhr. Dr. Tietjen hat schon mehrfach versucht, mich zu einem Feldversuch der Uni-Klinik zu überreden, bei dem Allergiker mit neuartigen Mastzellstabilisatoren ein Jahr lang unter Beobachtung behandelt werden sollen. Weil ich aber immer noch ein großer Schisser bin, lehnte ich ab.

In meiner Hosentasche befindet sich eine Dose Hypohistan, weil nach dem Auslaufen des Patentschutzes für das gute, alte Allergospasmol endlich etwas preisgünstigere Generika auf den Markt kommen konnten. Dadurch sparen meine Krankenkasse und ich ein paar Hundert Euro im Jahr, was sich aber leider noch nicht auf meine Beiträge ausgewirkt hat. Dafür habe ich im Geldbeutel eine lange Liste mit Medikamenten, die ich keinesfalls verabreicht bekommen darf, falls mir etwas passiert und ich nicht mehr imstande bin, dies auch kundzutun. Sollte dies so sein, was Gott verhüten möge, dann muss der betreffende Notarzt jedenfalls schnell lesen können.

Meine Eltern fahren tatsächlich immer noch nach Bad Gastein. Nachdem jedoch nach der x-ten Gesundheitsreform wirklich kein Schwein mehr eine Kur verordnet bekommen hat, ist der halbe Ort mittlerweile leider vollkommen verfallen. Dort, wo ich vor 25 Jahren tagtäglich mit Dutzenden anderer Menschen auf meine Inhalationen warten musste, sind inzwischen ein Pizza-Lieferdienst und ein kleines Wettbüro eingezogen. Der Rest des Kurzentrums steht weitgehend leer. Es sieht sehr traurig aus, aber meiner Frau gefällt es sehr gut in den Bergen, und so besuchen wir meine Mama und meinen Papa immer ein paar Tage in einer weitgehend pollenfreien Zeit.

Ach so – ich habe geheiratet: ein ganz wunderbares, verständnisvolles Mädchen, das darauf achtet, dass immer ausreichend Taschentücher, Nasenspray und Augentropfen zuhause sind und ich nichts esse, was mich anschwellen oder meine Bronchien rasseln lässt. Als ich sie kennenlernte, besaß sie eine Katze, die sie einst völlig hilflos am Straßenrand aufgelesen hatte und die sie abgöttisch liebte. Ich befürchtete, dass es im schlimmsten Fall auf eine existenzielle Entscheidung zwischen dem schwarzen Kater mit der weißen Pfote auf der einen und mir auf der anderen Seite hinauslaufen könnte. Doch das Tier war mittlerweile alt und gebrechlich – und tat mir den allergrößten Gefallen, den es überhaupt geben konnte: Es starb eines grauen Novembermorgens ganz friedlich, ohne dass sich meine große Liebe zwischen uns beiden entscheiden musste.

Ich habe mir für sie das Rauchen abgewöhnt, und sie weiß nun unter anderem, dass wir niemals Haustiere besitzen werden, keinesfalls auf der Terrasse frühstücken dürfen und keinen Herbsturlaub in Südtirol machen können. Sie backt mir großartige Kuchen und Plätzchen ohne Nüsse und bereitet mit einer Engelsgeduld Wochenende für Wochenende zwei verschiedene Obstsalate zu, damit auch ich mich gesund ernähren kann: Meine Version enthält zum Beispiel keine Kiwis, Mangos, Pfirsiche, Melonen, Ananas und schon gar keine Kirschen, aber das ist okay. Ich bin zwar nach wie vor allergisch wie am ersten Tag und das ganze Jahr über verschnupft. Aber ich bin auch, und das kann ich mit Fug und Recht behaupten, sehr, sehr glücklich.